L'ÉTHIQUE, LE SOIGNANT ET LA SOCIÉTÉ

Abdoul Kane

L'ÉTHIQUE, LE SOIGNANT ET LA SOCIÉTÉ

Préface de Ousseynou KANE

L'Harmattan Sénégal

10 VDN, Sicap Amitié 3, Lotissement Cité Police, DAKAR

http://www.harmattansenegal.com
senharmattan@gmail.com
senlibrairie@gmail.com

ISBN : 978-2-343-09891-3
EAN : 9782343098913

À des êtres qui me sont particulièrement chers, In Memoriam :

Mamoudou Thierno Ciwol et Yaye Racine,

Kaw Alpha Ciré et Abdatou « Mamita » Kane,

À ma famille,

À Sira, Baidallaye, Mamoudou, Yaye Maimouna.

L'auteur remercie tous ceux qui ont contribué à l'amélioration de cet ouvrage :

Professeur Mamadou Badji, Professeur Mamadou Coumé, Professeur Aminata Diaw Cissé, Docteur Ousseynou Ka, Professeur Ousseynou Kane, Professeur Mohamed Soumah, Docteur Abou Sy.

Toute vie (humaine) est une vie,

Il est vrai qu'une vie apparaît à l'existence avant une autre,

Mais une vie n'est pas plus ancienne, ni plus respectable qu'une autre vie,

De même qu'une vie n'est pas supérieure à une autre.

La Charte du Mandé

Quel que soit l'être de chair et de sang qui vient à la vie, s'il a figure d'homme, il porte en lui le droit humain.

Jean Jaurès

Préface

En droite ligne de La vie sur un fil. *Nouvelles de mon hôpital (L'Harmattan-Sénégal, 2013) qui racontait sur le mode de la fable et du roman et avec une plume des plus belles le triste quotidien de l'hôpital public africain, Abdoul Kane dans ce nouvel ouvrage* L'éthique, le soignant et la société *retourne au chevet non plus des malades que nos structures de santé maltraitent dans tous les sens du terme, mais de ce grand malade qu'est notre système de santé lui-même. Cependant ici, ce qui était anecdotes ailleurs, à la fois vraies et savoureuses, laisse la place à une analyse rigoureuse et sans concession des problèmes auxquels sont confrontés nos hôpitaux et des maux qui les gangrènent. La perspective est également élargie puisqu'elle englobe les trois dimensions essentielles qui sont le soubassement de la maladie et donc aussi de l'espérance de sa remédiation, à savoir l'éthique, le soignant et la société.*

Il y a lieu de saluer l'intérêt de la démarche qui s'inscrit volontairement dans une nouvelle approche épistémologique qui voit les acteurs et spécialistes des sciences inverser leur regard sur leur propre discipline et le champ qu'elle recouvre, pour les analyser de l'intérieur et en rendre compte, sans doute bien mieux que lorsqu'ils n'étaient vus qu'à la lumière éclairante mais souvent aussi trop abstraite et réductrice des analystes et critiques extérieurs. C'est donc un médecin, et des plus éminents, qui va parler de la médecine, de l'hôpital et de la maladie, non plus seulement du point de vue de la science médicale proprement dite, de ses théories et pratiques, mais aussi avec le regard inquisiteur du philosophe, du sociologue, du politologue, du psychologue, ainsi que de l'homme du commun qu'est le malade, à qui on donne si rarement la parole alors qu'il est pourtant le personnage principal, à son corps défendant il faut le reconnaître, de cette tragédie permanente qui se joue dans ce vaste et dramatique théâtre ambulant que sont les établissements de santé.

On comprend parfaitement ainsi la part importante consacrée aux questions éthiques, car tout, en médecine, avait commencé par une leçon de morale, le Serment fait il y a bientôt 2500 ans par un médecin et philosophe grec, Hippocrate de Cos, de pratiquer l'art de la médecine pour le seul avantage du savoir et de l'humanité souffrante et selon les règles édictées par les divinités tutélaires, Apollon, dieu de la guérison mais aussi de la beauté, de la poésie et de la divination, et Esculape son fils, patron des médecins. Mais quelle distance entre cette parole inaugurale, fondatrice sans doute de l'un des plus beaux métiers du monde, et la pratique quotidienne de ceux qui l'ont ânonnée un jour dans un amphithéâtre bondé, sans trop la comprendre d'ailleurs ni y croire, en rêvant déjà de la prestigieuse - et juteuse - carrière qu'ils espéraient avoir désormais devant eux !

Quant au désintéressement proclamé qui à l'origine voulait être le sceau de la discipline, en plus d'être inopérant au contact de la réalité d'une société envahie par le mercantilisme, il est à l'évidence mis à rude épreuve par la conception dominante de « l'hôpital-entreprise » décrit avec finesse et profondeur, avec une plume sans anesthésie mais au contraire trempée plutôt dans l'acide. De l'antique « hospitium », maison des hôtes accueillant avec charité les malades et les miséreux, les uns étant les autres et vice versa, on se retrouve dorénavant avec des « structures » (la consonance « capitalistique » du mot coule de source) engagées dans une course effrénée à la « rentabilité ». Productivité, tarification à l'acte, part de marché, marketing, partage souvent houleux des dividendes, deviennent « le nouveau lexique » dominant, tout comme sur les tableaux de bord (pardon, de recettes !) de ces nouvelles « industries », les rubriques dépenses, équilibre, clients « en chair et en or », ont supplanté depuis longtemps les termes devenus désuets, accueil, écoute, aménité, compassion, humanité, que les pères fondateurs avaient pourtant gravés sur les frontons des édifices aussi bien que dans leur cœur. Misère de la médecine, médecine de la misère, diagnostique avec justesse l'auteur.

La vie sur un fil, *par maints témoignages particulièrement poignants, racontait par le menu cet univers complexe où « le bruit de froissement que produisent les billets de banque est une mélodie bien plus douce à l'oreille du cupide » qu'est devenu le médecin, plus motivé par l'appât du gain, que la souffrance et le désespoir des malades, où on soigne et prescrit « à la carte » selon qu'on est marabout ou paysan, PDG ou simple manœuvre. Le thème est heureusement repris ici, mais ce qui n'était alors que faits divers quotidiens reçoit désormais l'éclairage nouveau de l'analyse et de l'approche conceptuelle, qui révèle que le sort fait à l'hôpital public et à ses valeureux serviteurs ravalés eux-mêmes au rang d'indigents parmi les indigents est pour beaucoup dans ces dérives. Ainsi, ce qui pourrait paraître davantage comme une simple et peut-être injuste « critique de la raison médicale » - pour dire comme Kant - devient, si l'on prend le soin de le regarder attentivement, un diagnostic sans complaisance de notre système de santé, sous ses angles multiples, médical bien sûr, mais aussi politique, sociologique, économique, culturel et religieux. Autant de repères qui arpentent cet espace multiforme qu'est l'hôpital, qui lui-même n'est que le reflet fidèle, projeté dans un espace contraint qui en amplifie les traits, de cette autre totalité aussi complexe qu'est le malade. Et c'est souvent la disjonction entre ces deux entités qui, une fois rassemblées pour les mêmes causes, pourtant ne correspondent plus, qui donne ce sentiment de chaos généralisé qui crève les yeux de tous, des « décideurs » les premiers, mais que personne ne semble pouvoir ou vouloir réordonner. Rien que pour cela, cet ouvrage est un bréviaire que soignants, responsables hospitaliers, politiques, citoyens et futurs patients doivent lire avec attention.*

Car comment expliquer la désorganisation permanente et les dysfonctionnements récurrents que connaît notre système de soins ? On ne peut à l'évidence tout mettre sur le dos de l'insuffisance des ressources, tant matérielles qu'humaines. On a vu des hôpitaux neufs, construits à coup de milliards, tomber lentement en ruines et servir finalement de refuge aux animaux en divagation sans avoir reçu le moindre malade. C'était le cas à Fatick. On a vu un établissement de dernière génération avec équipements high-tech, télé médecine comprise, implanté grâce à l'élan « humanitaire » d'une Première Dame dans une zone ethnique où n'importe quelle étude sociologique préliminaire aurait montré que les populations préfèrent généralement se soigner aux plantes et une partie des femmes, pour qui des plateaux de rêve avaient été montés, accoucher sans assistance médicale à domicile. C'était le cas à Néné fécha, dans les lointains contreforts de Kédougou.

Mais passons sur ces cas d'aberration absolue. Comment peut-on expliquer, et surtout justifier là où il est vrai que les moyens rapportés aux besoins manquent cruellement, qu'il y ait si peu d'efforts pour remplir la mission fondamentalement humanitaire dévolue à l'hôpital ? Sur quelle base éthique, administrative ou financière un établissement peut-il refuser des accidentés graves de la route, acheminés qui plus est par les sapeurs-pompiers, obligés souvent de les remballer comme des mannequins désarticulés pour courir d'un hôpital à l'autre et finalement, de guerre lasse, de les laisser aux portes closes d'un service d'urgence ? Souvenons-nous, à titre de contre-exemple éloquent, puisque nous sommes dans une université qui jusqu'à peu formait la totalité du corps médical, de la mésaventure de certains de nos collègues surpris à l'étranger par des maladies graves que ne couvrait pas leur assurance, l'un par un neuropaludisme foudroyant, l'autre par une attaque cardiaque ayant nécessité une évacuation par hélicoptère, et qui ont été pris en charge par des services qui ignoraient jusqu'à leur identité et leur origine pour des traitements extrêmement coûteux, plusieurs dizaines de millions, qui sans doute n'ont jamais été remboursées intégralement. À deux pas de notre belle corniche, entre deux centres hospitaliers universitaires réputés, ils seraient déjà morts.

Par ailleurs l'on ne s'étonnera jamais assez que des professeurs de « renommée mondiale », qui revendiquent haut et fort leur statut en exhibant fièrement leurs galons, puissent travailler sans état d'âme dans des services où la première chose qui manque c'est juste l'hygiène, dermatologie où pustules et prurits trouvent dans le voisinage fertile des rats et des cancrelats un champ privilégié de prolifération, urologie où les patients pataugent dans leur propre urine, chirurgie où faute de champ et d'outils stériles on a plus de chances de mourir de maladies nosocomiales que d'un coup de scalpel manqué ou d'une erreur d'anesthésie, sans parler de la gynécologie, terre de souffrances attitrée, dont la sanglante épisiotomie relatée par le menu dans ce texte donne une terrifiante illustration. Relisons au besoin La vie sur un fil, *pour voir justement que ce fil ténu qui maintient les hommes à la lisière de la vie et de la mort le plus souvent n'est point rompu par Dieu à qui on rapporte si promptement tous les décrets, mais par d'autres hommes et d'autres femmes, du fait de leur indifférence coupable, leur insolente irresponsabilité, leur absence totale d'humanité. Au point que semble relever d'un rêve de fou cet étrange commandement d'Eugène Ionesco : « un médecin consciencieux doit mourir avec le malade s'ils ne peuvent pas guérir ensemble » !*

N'en jetons pas plus ! Cet ouvrage au demeurant n'est pas qu'un répertoire, un de plus dira-t-on, sur les maux qui gangrènent la pratique médicale et l'hôpital sénégalais, voire à une plus large échelle, africain. À côté des problèmes liés aux gestes et aux devoirs très largement traités, mais dans une perspective bien plus haute, la prise en charge des questions éthiques est ce qui sans doute retiendra le plus l'attention. Car nous ne sommes pas seulement en retard sur le plan des infrastructures et des soins prodigués (malgré les milliards engloutis dans des programmes aux noms pompeux et faussement prometteurs), sur celui aussi de la culture et des attitudes propres à la discipline, qui regardent la déontologie et que les facultés pourtant enseignent de façon magistrale, nous le sommes surtout, et peut-être de façon irrémédiable, sur le point de la prise en charge décisive des questions nouvelles et extrêmement complexes qu'induit l'avancée prodigieuse des sciences médicales et des technologies de pointe qui l'accompagnent. C'est le vaste champ de l'éthique ou de la bioéthique dont le présent ouvrage aborde avec courage quelques aspects.

La question posée jadis par le praticien, « que puis-je faire » ?, rendue banale au fil des années et des révolutions médicales, puisque tout pratiquement est faisable, présentement ou à court ou moyen terme, s'est vu petit à petit reléguée au second plan par une autre bien plus complexe et surtout plus redoutable : « que dois-je faire ? », « que m'est-il permis » ? Question qui relève non plus des sciences médicales proprement dites, mais retourne aux sources vives où la médecine a puisé sa première sève et planté ses plus profondes racines, la philosophie. Au sens le plus large du terme, à savoir comme interrogations, souvent sans réponse immédiate et définitive, sur le monde, l'homme, la fin dernière des choses, le bien et le mal, le juste et l'injuste, le convenable et l'inconvenant, etc. On dirait que jadis galvanisé sur le plan de la santé par sa puissance qui, pourtant, n'était que de réparation, l'homme aujourd'hui se trouve comme tétanisé par ses nouvelles capacités de « création » dont les limites se trouvent sans cesse repoussées. Création de quoi ? À terme, de l'homme lui-même ! Et le voilà qui, se découvrant des facultés démiurgiques qu'il ne pouvait soupçonner, lui qui n'était qu'image de Dieu, se hasarde à penser qu'il peut se hisser à la hauteur de son modèle, à être Dieu lui-même.

Qui ne voit que demain, et à la vitesse où vont les choses demain c'est déjà aujourd'hui, l'essentiel de la pratique médicale ne consistera plus à exécuter le geste juste que d'ores et déjà des robots hyper sophistiqués pilotés par ordinateur peuvent effectuer, mais à s'interroger par anticipation sur le caractère « moral » ou non d'un tel geste, les réponses possibles s'étalant sur un large spectre où se mêlent indistinctement morale, religion, société, conceptions personnelles du soignant, intérêts économiques et financiers des établissements, politique et idéologie des États, etc. ? On comprend ainsi mieux le fossé chaque jour plus béant qu'il y a entre les vieux principes éthiques sur lesquels se fondaient jusqu'à présent nos pratiques médicales et notre conception de la vie, et les nouvelles exigences d'un art de soigner qui ne vise plus seulement à réparer les corps, mais à reconstruire ou à reformater les âmes qui les animent et donc les transforment continuellement, ce qui impose de façon impérieuse que maints points du serment du vieux Maître de Cos soient réadaptés aux exigences de notre modernité. Au besoin, en déstructurant totalement le corporel lui-même pour le reconfigurer selon les schèmes infiniment changeants de l'humain que dessine la psyché.

Ainsi, au moment où sous nos cieux la question de l'avortement relève encore du tabou, quarante ans après la loi Simone Veil de 1975 autorisant l'interruption volontaire de grossesse en France, où politiques et juges sous le diktat des religieux persistent à le condamner même quand il s'impose pour des raisons thérapeutiques ou psychologiques, préférant envoyer aux Assises pour de lourdes condamnations des adolescentes écervelées, des domestiques illettrées, des épouses « fautives » d'immigrés, qui n'ont trouvé que l'infanticide pour se débarrasser d'une grossesse non désirée, quasiment autant d'années après Louise Brown, le premier bébé éprouvette conçu par fécondation in vitro en 1978, des questions toutes nouvelles et infiniment plus complexes dans le domaine de la reproduction se posent avec acuité aux praticiens.

Pour ne prendre qu'un exemple parmi tant d'autres sur ce point, que de chemin parcouru sur la question de la Procréation Médicalement Assistée (PMA) ! Aux débats plutôt éthiques sur le trafic international des bébés et le commerce juteux des « mères porteuses » gérés par de puissants réseaux mafieux, qui érigent des « fermes médicalisées » en Inde ou au Bangladesh où des dizaines de femmes, inséminées à la chaîne comme des vaches, attendent d'accoucher du bébé peut-être blanc aux yeux bleus pour lequel un riche couple new-yorkais a loué leur ventre fertile, se substituent d'ores et déjà une réflexion visant à construire un arsenal juridique, et non plus seulement répressif, pour encadrer cette nouvelle donne institutionnalisée qu'est la Gestation Pour Autrui (GPA). Alors même que l'acceptation du Mariage Pour Tous, c'est-à-dire entre personnes de même sexe, en plus de reconnaître une nouvelle forme de matrimonialité, relègue au second plan les épineuses questions sur l'adoption pour les couples homosexuels tout en instituant un nouveau concept de la paternité et de la maternité radicalement aux antipodes de ce que des millions d'années de notre humanité pensaient avoir codifié à jamais.

On va encore plus loin, quand se posent des problèmes inédits comme la procréation post mortem, de nombreuses affaires étant actuellement pendantes devant les juridictions nationales et mêmes communautaires de femmes désirant une maternité avec un conjoint décédé et dont le sperme a été auparavant congelé (demain ce sera des ovaires que demandera à féconder un veuf). À la question toute légitime d'un enfant, « qui est mon père ? », peut-on raisonnablement se contenter de répondre : « un spermatozoïde » ? Tout comme se trouvent remises en cause des réponses simples à des questions jadis banales que la biologie et la génétique croyaient avoir tranchées une fois pour toutes : qu'est-ce qu'être « homme », ou « femme », quels sont les attributs et les limites du « masculin » et du « féminin » ? Le cas de Thomas Beatie fait école, cet Américain de Hawaï né de sexe féminin, devenu homme suite à une procédure légale et chirurgicale de « réattribution sexuelle » et grâce à des injections de testostérone, qui marié à une femme stérile, s'est substitué à elle pour tomber enceint(e) et mener à terme trois grossesses par insémination artificielle, puisqu'il (ou elle) avait gardé ses organes sexuels féminins internes et externes. L'homme enceint, ce n'est donc plus de la (mauvaise) science-fiction !

D'ailleurs, au moment où j'écris ces lignes, passe sur un bouquet télé un documentaire étonnant sur la « transsexualité » qui brouille davantage ces frontières paternité-maternité, masculinité-féminité, et de façon encore plus radicale, comme ré-irruption du métaphysique dans le médical, ce qui n'est au demeurant qu'un juste retour des choses dont on avait arbitrairement séparé les racines. Il y est relaté les essais déjà concluants sur le don d'utérus (d'une inconnue à une autre, mais aussi, pourquoi pas, d'une mère à sa fille ou d'une sœur à sa sœur), cette « matrice » originelle de l'humanité devenant ainsi un banal organe qu'on se « prêterait » dans un service ordinaire de gynécologie « pour faire un enfant », aussi simplement qu'on le ferait d'une plume « pour écrire un mot », comme le dit la chansonnette. À moins qu'on n'opte à moyen terme pour une technique encore « plus propre », l'utérus artificiel, des expériences prometteuses de maturation de fœtus de chèvre dans un liquide amniotique de synthèse et un placenta artificiel ayant été menées avec succès au Japon ainsi qu'en Australie, je crois, pour préserver une espèce rare de requins en voie d'extinction, avec l'espoir à court terme de recourir à ce moyen pour sauver de très grands prématurés. Une nouvelle trouvaille d'un démoniaque docteur Jekyll ? Que nenni ! Le terme « ectogénèse », idée d'une procréation et d'une maturation intégrales d'un être humain dans un utérus artificiel, a été inventé en 1923 par le généticien britannique J.B.D. Haldane et repris déjà dans le plus grand roman d'anticipation de tous les temps, Le meilleur des mondes d'Aldous Huxley. Nul doute qu'un jour la fiction aura dépassé la réalité.

Trop loin de la réalité de nos hôpitaux de pays sous-développés me rétorquera-t-on ! Peut-être. Car il est vrai que chaque société a ses tables de valeur et celles-ci ne sont ni interchangeables, ni transférables d'une société à l'autre. Ainsi, tout comme des maires en France refusent de célébrer des mariages homosexuels pour raison de « conviction personnelle », il s'y trouve encore, cinquante ans après la mise au point de la première pilule, des médecins et des pharmaciens qui pour les mêmes raisons rechignent à prescrire et à délivrer des produits contraceptifs. Mais qu'à cela ne tienne. On a pensé de même, il n'y a guère longtemps, que nous Africains n'étions pas prêts - et peut-être pas faits - pour les nouvelles technologies de l'information et de la communication, jusqu'à ce que ces outils réservés au début à une élite intellectuelle et économique étriquée se trouvent appropriés et apprivoisés par le commun des Sénégalais, de la vendeuse de poisson au charbonnier du quartier, en passant quelquefois, étrange paradoxe, par le mendiant en guenilles qui tend la main au coin d'une rue.

Mais en attendant il y a des tâches plus ordinaires à accomplir, qui sont autant de travaux d'Hercule sous nos « tristes tropiques » pour reprendre le titre du célèbre ouvrage ethnographique et philosophique de Lévi-Strauss. Ces « défis » à la fois éthiques, politiques et médicaux, ainsi que les solutions qu'ils commandent, sont traités dans cet ouvrage de très bonne et belle manière comme disent les philosophes grecs. Par exemple la question très sensible du secret médical, un des piliers du Serment, mis à rude épreuve dans une culture encore largement « communautaire », où les frontières entre vie privée et vie publique, espace professionnel et arbre à palabres, sont particulièrement friables. Qui n'a pas déjà entendu autour de la théière ou pire, dans les « salons » des cars rapides si typiques de nos transports en commun urbains, de jeunes apprentis soignants raconter par le menu les exploits de leur journée, pratiqués pourtant sur des individus qui leur ont livré à leur corps défendant ce qu'il y a de plus secret dans leur intimité ? Au demeurant la médecine comme science de l'humain nécessite pour son apprentissage et sa pratique qu'on connaisse également de toutes les sciences de l'homme, sociologie, psychologie, histoire, culture, religion, ce qui, pour prendre un autre exemple, aurait permis d'éviter l'erreur commise il y a quelques décennies quand pour faire fonctionner les maternités en milieu rural, on n'a rien trouvé de mieux qu'à former « sur le tas » de toutes jeunes filles des mêmes localités comme matrones, pour les voir rejetées par des parturientes adultes préférant mourir en couches plutôt que de se faire délivrer par des femmes qui, selon leur expression lourde de sens, « n'ont même pas encore connu d'homme ». N'est-il pas vrai, Socrate le rappelle dans la maïeutique du Théétète, que s'il sait accoucher des esprits, c'est parce que comme sa mère Phénarète, qui était sage-femme, lui-même a cessé d'être fertile et d'enfanter ? Avis aux facultés et écoles de formation, pour allier dans leurs cursus, savoir moderne et cultures traditionnelles.

Les autres chantiers indiqués dans l'ouvrage sont des terres en friche, qu'il ne sera point aisé de labourer en un jour. La prise en charge des personnes âgées semble être plus une éternelle promesse de campagne électorale qu'un projet sérieusement pensé, avec à la clé des personnes du troisième âge à qui on propose un « Sésame » qui en réalité n'ouvre plus aucune porte, la plupart des structures hospitalières, pour des raisons de rentabilité, les renvoyant comme des malpropres de service en service en espérant sans doute que si ce n'est pas la maladie, le temps finira bien par avoir raison d'eux.

Quant à l'accompagnement en fin de vie et aux soins palliatifs, ils se voient dédier au Nord le meilleur dans les structures avant-gardistes, l'idée étant d'aménager pour ceux qui vont partir des espaces de « passage » où ils retrouveront à la fois paix et sérénité, le bien mourir, chez les Anciens, grecs et romains, étant le prolongement tout naturel du bien vivre au point que, s'il tarde trop, on peut encore le précipiter en recourant à une « belle mort » (euthanasie) *qu'on aura soi-même choisie. Mais on en voit aussi les difficultés et les dérives, avec l'affaire Vincent Humbert d'abord, ce jeune Français devenu tétraplégique, aveugle et muet après un grave accident de la route, qui a écrit au Président de la République Jacques Chirac pour demander à mourir, sans succès, et n'a dû sa délivrance qu'à l'acte de charité de sa mère et la complicité d'un médecin qui ont abrégé ses souffrances par une injection létale jugée ultérieurement devant les tribunaux comme « acte criminel » (Voir son livre,* Je vous demande le droit de mourir, *Éditions Michel Lafon, 2003). L'affaire Vincent Lambert ensuite, toujours en France, maintenu encore aujourd'hui dans un état de conscience minimal après un accident survenu en 2008, avec une famille se déchirant par tribunaux et médecins interposés, les uns, dont la conjointe, pour mettre fin à ce qu'ils considèrent comme un acharnement thérapeutique inhumain, les autres, dont le père et la mère pour le garder en vie à tout prix, le seul à qui on ne demande pas son avis et qui, de toute façon ne peut le donner, étant l'intéressé lui-même. Preuve que, quand on ouvre la boîte de Pandore, il en sort parfois quelques biens et souvent tant de maux !*

Grave question liée à la fin de vie, aux implications philosophiques, juridiques, morales et religieuses mais on me dira peut-être, à tort sans doute, que ce débat ouvert ailleurs ne nous regarde pas et que de toute façon on peut raisonnablement penser que là où il n'y a déjà rien à faire pour les vivants (ou ceux qui se croient encore tels), on n'a cure des mourants. Les « nouvelles de nos hôpitaux » abondent en anecdotes pathétiques dont cette étude affine les traits et les rend encore plus véridiques par l'analyse, rapportant le spectacle insoutenable, véritable atteinte à la dignité humaine, de ces patients qu'on laisse agoniser dans d'insupportables souffrances et qu'un garçon de salle blasé découvre le matin, après une garde de nuit sans présence d'aucun médecin, mort des heures auparavant dans la plus grande solitude.

Les solutions, ne nous y trompons pas, ne résident point dans le fait d'allouer plus de moyens à nos hôpitaux, ni d'inventer des programmes de santé aux noms nouveaux, encore moins de réformer pour la énième fois les programmes d'enseignement en y introduisant des modules sur l'éthique et la responsabilité. Il faut juste retourner aux principes philosophiques qui à l'origine constituaient le fondement de l'art médical, qui avant de prétendre être une science exacte, ce que d'ailleurs il ne sera jamais malgré ses avancées fulgurantes, était tout d'abord une science humaine, et qui bien plus que le corps que le patient a de commun avec tous les animaux, et dont un vétérinaire pourrait tout aussi bien s'occuper, a pour vocation de réparer les âmes, ce livre le dit bien, et ainsi réconciliant celles-ci avec elles-mêmes, parfois mieux par des paroles et incantations que par des drogues, dit le philosophe, les prépare à habiter provisoirement et à survivre le plus longtemps possible dans ce tombeau ambulant qu'est notre corps : « sôma séma *», notre corps est notre sépulture, proclame le Socrate du* Phédon.

C'est à ce prix seulement que peut être mené et, on ne cesse de l'espérer, gagné, le combat contre la maladie. Avec la science éclairée et le savoir-faire inventif de Prométhée certes, mais aussi et surtout avec la patience sans faille et l'endurance emblématique de Sisyphe. Et si l'un heureusement ne cesse de réinventer les arts, l'autre par contre est condamné pour l'éternité à porter sur ses épaules le lourd fardeau de l'humanité souffrante. Se présente-t-il à l'occasion sous la forme inattendue d'un oisillon d'un jour tombé de son nid et qui vaut que le vieux

Sage Tierno Bocar interrompe l'interprétation du saint Livre pour recueillir au creux de sa main ce « fils d'autrui » et lui redonner la vie qui lui revient. C'est là sans doute le fabuleux destin que les divinités tutélaires ont dévolu aux héritiers du Maître de Cos.

Ousseynou KANE
Département de Philosophie
Université Cheikh Anta Diop de Dakar

INTRODUCTION

La prière de Maïmonide[1], médecin juif de Cordoue du XIIème siècle, mérite d'être connue des futurs soignants, et même de ceux qui, ayant blanchi sous le harnais, ont des certitudes bien trempées.

> Ô Dieu, remplis mon âme d'amour pour l'art et pour toutes les créatures. N'admets pas que la soif du gain et la recherche de la gloire m'influencent dans l'exercice de mon art, car l'ennemi de la vérité et de l'amour des hommes pourrait facilement m'abuser et m'éloigner du noble devoir de faire du bien à tes enfants. Soutiens la force de mon cœur pour qu'il soit toujours prêt à servir le pauvre et le riche, l'ami et l'ennemi, le bon et le mauvais. Fais que je ne voie que l'homme dans celui qui souffre.

Maïmonide évoque l'amour et l'aménité, des vertus qui devraient être le viatique de tout soignant dans sa grande et noble mission. Il nous invite à adopter une éthique des soins qui mette en avant le soulagement de la souffrance humaine et postule que l'être humain est la finalité de la mission confiée au soignant par la société. Il exhorte à l'empathie et à une vraie relation de respect entre soignants et patients. Cette prière, vieille de neuf siècles, devrait résister à l'usure du temps et à l'outrage des contre-valeurs pour rappeler à ceux qui veulent exercer ce qui devrait être l'un des plus beaux métiers au monde, qu'ils doivent être le produit d'un heureux métissage entre le scientifique et l'humaniste. Des hommes dignes du respect des hommes parce qu'ils se

---

[1] In Bernard Hœrni, *Éthique et déontologie médicale*, 2e édition, Paris, Éditions Masson, 2000, 110 pages.

refusent de n'être mus que par « *la soif du gain et la recherche de la gloire* ».

Les professionnels de santé doivent sans cesse se souvenir que leur devoir est de soigner, de soutenir, d'écouter et d'instruire en apprenant de l'autre, en l'occurrence le patient. Ils ne sont donc pas que des techniciens dont l'expertise s'évalue sur la dextérité du maniement du scalpel. Ils doivent aussi assurer une fonction de pédagogue et de psychologue avec un engagement sans faille qui doit concourir au soulagement de la souffrance humaine. Cet engagement devrait se traduire par une attention et une disponibilité de tous les instants pour le malade, sa famille, son entourage. En réussissant à développer cette « *proximité de conscience* », les soignants auront réussi à redessiner le triangle si cher à Hippocrate (le médecin, le malade et la maladie) au bénéfice du patient qui reste le centre du projet de soin. Ceci suppose une responsabilité ressentie par le soignant devant sa noble mission ; responsabilité qui devient l'étape primordiale qui l'éveille à l'éthique, à la belle profession d'humanisme de Maïmonide ou à la morale hippocratique et qui donne un vrai sens à ce serment qui mérite bien plus que l'émotion passagère qu'il fait ressentir le jour de la soutenance de thèse.

L'éveil du soignant à l'éthique doit se prolonger par celui des autres acteurs du système sanitaire, forgeant ainsi une éthique individuelle et collective qui doit éclairer la pratique managériale dans les structures de soins.

Cependant, aborder la question éthique ne peut pas s'affranchir d'une analyse du contexte social et politique. La crise des valeurs sociales ainsi que l'hégémonie néolibérale et l'idéologie qu'elle promeut ont un impact sur notre système sanitaire. Les structures de soins africaines souffrent de mille maux : mauvais accueil, manque d'écoute et de communication, cadre inhospitalier créant un inconfort et même une insécurité pour le patient, salles communes, étuves sans intimité, misérables avatars d'un héritage colonial, où des malades passent des nuits blanches à entendre les gémissements d'autres malades, *« les sanglots des hommes qui ont perdu leur frère ou les cris des femmes qui supplient leur enfant de revenir à la vie »*[2]. Ces structures sanitaires sont ainsi parfois victimes de la mauvaise vision managériale de gestionnaires peu scrupuleux et de leur fréquentation par des marâtres sans cœur et des savants sans conscience.

L'hôpital semble être un site d'observation privilégié de cette réalité. Jadis sanctuaire au service des plus démunis, il s'est mué, en particulier dans les pays pauvres, en entreprise où la gabegie le dispute souvent au mercantilisme ; entreprise où le patient est de plus en plus vu comme un client dont la fortune et l'entregent détermineraient la qualité des soins à lui prodiguer. Bien entendu, ce sont les pauvres qui, les premiers, expient les errements de cette nouvelle gouvernance.

L'hôpital-entreprise dans sa version africaine, se traduit hélas trop souvent par l'absence de produits essentiels pour le malade tels les médicaments contre la douleur ou les drogues d'urgence ; ce qui peut coûter la vie aux uns ou ne laisser que très peu de répit à d'autres patients martyres. Comme au bon vieux temps d'Hippocrate qui avait pensé que *Cancros* – nom grec du crabe qui a donné le terme Cancer – pouvait rendre compte des douleurs lancinantes que provoquait la maladie cancéreuse à l'image des pinces du crustacé. On comprend un peu le vénéré parrain des médecins et les soignants de l'époque médiévale qui n'avaient ni Paracétamol, ni Morphine encore moins la chimiothérapie ou la radiothérapie. C'était, rappelons-le, il y a 2400 ans !

---

[2] Abdoul Kane, *La vie sur un fil*, Dakar, L'Harmattan-Sénégal, 2013, 117 pages.

Au 21ème siècle, avons-nous l'excuse de laisser des malades souffrir autant dans nos structures de soins ? Les élites intellectuelles, les chefs coutumiers ou nos politiciens à la promesse facile, habitués à prendre l'avion pour se soigner ailleurs, et les bailleurs de fonds étrangers qui ne savent souvent pas à quoi ressemble de près un hôpital africain, devraient-ils cautionner un tel dénuement ? Notre système de soins est-il digne de nous, de nos populations, des valeurs que nous devons promouvoir ? Notre prétendue pauvreté est-elle une excuse recevable pour expliquer ce que nous avons fait de nos hôpitaux, des hôpitaux où il faut encore payer à l'avance pour bénéficier de certains traitements d'urgence ? Comme cet ouvrier rompu par la misère ou ce paysan au boubou démaillé et aux sandales écornées par la fournaise tellurique du Sahel, beaucoup de patients n'ont jamais été pris en charge convenablement s'ils ne sont expirants aux portes de nos structures de soins. Malheureusement pour eux, nous vivons l'ère des apôtres de la médecine business qui portent comme le Saint-Sacrement l'idéologie de la rentabilité à tout prix.

Pourtant, l'idéal républicain nous invite à promouvoir la solidarité et l'égalité des chances devant l'accès aux ressources, à toutes les ressources. L'Assemblée nationale et autres institutions que nous mettons en avant pour jauger la santé de nos Républiques et de nos démocraties ne sont que des moyens qui, selon qu'ils sont sublimés par des femmes et des hommes de valeur, ou fréquentés par des êtres mus par leurs seuls intérêts, servent cet idéal ou, au contraire, en font une impossible chimère au service de quelques courtisans n'ayant comme principale ligne de mire que leur propre promotion. Ces institutions ne sont pas plus la démocratie que les bourgeons ne sont encore la fleur. L'école, l'hôpital, la vraie justice sociale représentent des indicateurs bien plus fidèles de ce qu'une société doit réussir pour mériter de figurer au panthéon des sociétés égalitaires et démocratiques.

Une institution comme l'hôpital, lieu de sauvegarde de la vie et de la dignité devrait être une de ces institutions devant lesquelles une République doit se mirer pour ausculter son état de santé. Une telle institution doit se garder de devenir le terreau du commerce de la souffrance humaine.

Nous devons donc construire une éthique, mais une éthique adossée au concret pour mieux prendre soin de ces *« fils et filles d'autrui »* qui nous confient ce qu'ils ont de plus cher. Bannissons cette rhétorique sur les valeurs de justice et de solidarité qui ne vaut que par son esthétique, la beauté du texte et une prétention de générosité qui est bien éloignée du quotidien de l'homme et se trouve ainsi évidée de sa substance. Nous devons choisir l'éthique du soin et de la tendresse comme ces infirmières qui pleurent par compassion, ces agents d'administration qui font de leur mieux pour soutenir un indigent, ce médecin qui paie de sa poche pour aider son patient, ou plus simplement cette sage-femme qui ne se départit jamais de sa gentille sollicitude. Lire ou afficher la prescription éthique (déclaration universelle des droits de l'homme et autres traités internationaux signés et ratifiés, constitution nationale, préceptes religieux, charte du malade…), c'est bien. L'appliquer c'est bien mieux !

Cette éthique du concret portée par l'empathie doit inspirer la société entière et – espérons-le – faire prendre conscience à certaines de nos élites politiques qu'il faudra un jour qu'elles comprennent que le sens de leur mission ne se confond pas avec la recherche personnelle de la gloire et de la fortune.

En Afrique, de nombreux obstacles se dressent sur le chemin de la qualité des soins. Comment les surmonter ? Quelles sont les missions du soignant ? Quelle est sa responsabilité sociale et politique ? Quels sont les liens entre la société et le système de santé ? De quels maux devons-nous guérir pour créer un système de soins répondant aux aspirations des populations ? Quelles solutions inspirées de nos traditions et de nos valeurs religieuses, mais adaptées à l'évolution de nos sociétés en pleine mutation devons-nous proposer pour faire face à des défis éthiques souvent orphelins sur le continent africain tels que le secret médical, la relation avec l'industrie pharmaceutique, l'accompagnement en fin de vie ou encore la prise en charge des personnes âgées ou des déficients mentaux ?

Un éveil du soignant à une éthique qui pense à l'autre et au bien commun semble impératif pour aborder ces questions cruciales. Cette éthique devrait innerver toute la communauté et inspirer des élites, souvent autistes devant ce que ressentent les populations, oubliant d'être, par l'exemple, des modèles pour une République qui doit encore se remettre de tant de plaies.

Mais en attendant que la République et la société fassent leur mue, commençons déjà à chercher des solutions simples pour rendre notre médecine plus humaine. Cet ouvrage veut d'abord rappeler aux soignants – dont beaucoup sont exemplaires – leurs responsabilités, responsabilités partagées avec toute la société. Il souhaite aider à instaurer un débat autour des questions de santé et de leur dimension éthique. Il propose quelques solutions qui, nous l'espérons – car c'est cela l'approche éthique – feront l'objet d'échanges dans le dessein d'améliorer la prise en charge des patients et de promouvoir une vision fondée sur plus de justice et d'équité dans nos politiques de santé.

Chapitre I

De l'éthique à la responsabilité

1. Éthique et morale

Selon le dictionnaire le Robert, le mot *« éthique »* est ainsi défini : *« 1. science de la morale ; 2. ensemble des conceptions morales de quelqu'un, d'un milieu ; 3. qui concerne la morale ; 4. qui intègre des critères moraux dans son fonctionnement »*.

Le terme *« morale »* désigne selon le même dictionnaire : *« 1. la science du bien et du mal ; la théorie de l'action humaine soumise au devoir et ayant pour but le bien ; 2. un ensemble de règles de conduite considérées comme bonnes »*.

On peut être quelque peu désorienté par ces définitions qui ne délimitent pas si clairement la frontière entre les deux notions. Cela peut se comprendre car les deux termes ont la même racine étymologique : l'adjectif latin *moralis* n'est que la traduction du grec *ethikos*.

L'étymologie des deux termes renvoie donc à la même signification qui est *« la vie conforme aux usages, aux mœurs dominantes »*. Le terme *« morale »* traduit en latin les mots grecs *éthos*, les mœurs, l'état habituel, et *êthos*, le caractère[3].

« Éthique » et « morale » ont pour finalité le bien de l'homme, mais ces deux concepts n'ont pas exactement la même signification.

---

[3] Jean-Marc Mouillie, « Éthique et morale », pages 220-225, in Collège des enseignants de sciences humaines et sociales en médecine et santé, *Médecine, santé et sciences humaines*, Paris, Société d'édition Les belles lettres, 2012, 508 pages.

La distinction est importante en raison notamment des particularités et de la complexité de notre époque.

On pourrait appeler *« morale »* le rapport de confiance à des valeurs indiscutables et suffisantes pour la société, une doctrine de ce qui est le bien et ce qui est le mal. La *« morale »* permet donc de dégager des normes et un ensemble d'éléments directifs devant conditionner l'action des hommes.

Il se trouve que nos sociétés sont confrontées à une pluralité de valeurs rendant difficile la référence à une seule *« morale »* parce que surgissent des questions pour lesquelles cette *« morale »* ne suffit plus. Ceci est particulièrement vrai pour la médecine dont chaque progrès peut soulever des questions et des problèmes nouveaux non pris en compte jusqu'ici. Le terme *« morale »* pourrait ainsi faire référence à un passé voire à un immobilisme qui n'est pas toujours adapté à l'évolution d'une société.

« L'éthique » se veut être plus réflexive, plus critique sur la marche de la société, une sorte de méta-morale qui propose une réflexion philosophique sur la *« morale »* : elle peut ainsi adopter certains aspects de la morale et en réfuter d'autres. *« L'éthique »* a donc pour objectif d'adopter, de manière réfléchie et argumentée, des valeurs considérées comme préférables compte tenu de la dynamique de la société.

La *« morale »,* bâtie sur les coutumes et la tradition, repose sur des codes et des dogmes affirmant des devoirs et distinguant ce qui est permis et défendu, toutes choses qui appellent davantage à l'obéissance.

L'*« éthique »* est une *« morale »* en mouvement qui tente de concilier le pluralisme moral en établissant de nouvelles valeurs qui tiennent compte des réalités actuelles tout en s'attachant à trouver un consensus par-delà les différences et les conflits éventuels.

Selon Jean Bernard l'éthique est *« l'ensemble des normes que s'assignent un groupe ou une société qui veulent garder le sens de la mesure »*[4]. Le sens de la mesure peut ainsi se traduire par le bannissement de tout dogme, de toute intolérance au nom de la *« morale »* de chacun ; ce qui suppose une discussion, une recherche d'un consensus dans le respect de chacun en ayant comme ligne de mire les intérêts de la collectivité.

Ainsi, *« l'éthique »* ne doit pas se contenter de se conformer aux mœurs communément admises même si elle ne saurait les ignorer. Elle doit surmonter les tabous et se pose comme un compromis « démocratiquement » accepté par des personnes soucieuses de vivre ensemble, dans le respect des uns et des autres. On ne construit donc pas une *« éthique »* par des certitudes, mais à partir d'une prise de conscience qu'il faut chercher un terrain d'entente avec l'autre qui détient une partie de la solution.

« L'éthique » ainsi définie n'est donc pas un comportement spontané ; il dépend de la volonté des personnes à adopter une certaine conduite et certaines valeurs. Il se construit à partir *« d'une volonté commune de vie commune »*.

Si l'interrogation éthique a pour visée de nous faire partager ce qui est préférable pour tous, alors elle se doit de convoquer la communauté dans sa diversité. Pour la médecine, par exemple, ce seront autant les soignants, les patients et leurs familles que les sociologues, les anthropologues, les psychologues, les économistes, les hommes politiques ou religieux qui seront conviés à la réflexion éthique.

« L'éthique médicale » correspond à ce qu'il faut faire en pratique pour aboutir au bien du patient en préservant les

---

4 *In* Maurice Tubiana, *Les chemins d'Esculape, Histoire de la pensée médicale*, Paris, Éditions Flammarion, 1995, 714 pages.

intérêts de la communauté. À ce titre, l'éthique médicale couvre tout le champ relationnel de la médecine. Étant un questionnement séculier et dynamique, elle peut s'inspirer de la religion, de la morale traditionnelle et des valeurs de la société. Pour autant, *« l'éthique médicale »* n'est pas *« une morale de la médecine »*[5]. Certes *« l'éthique »* peut avoir besoin d'une base morale car toute réflexion éthique part d'une référence, mais cette réflexion doit faire en sorte que les références morales puissent s'appliquer compte tenu, par exemple, des avancées de la science. Lorsque le Prophète Muhammad (PSL) disait qu'il fallait aller chercher le savoir s'il le faut jusqu'en Chine, il mettait en exergue l'importance de la connaissance et les comportements nouveaux qu'elle apportait à l'humanité.

Certaines valeurs de la société ont parfois permis de cautionner des comportements indignes, les références politiques ont assez souvent conduit à des totalitarismes et même le fameux *« laisser faire la nature »* ne se justifie pas car la médecine qui lutte contre la maladie et la mort ne saurait se contenter de laisser la nature accomplir son destin.

« L'éthique médicale » n'est donc pas une réponse simpliste à des questions de plus en plus complexes, elle n'est pas davantage une confrontation manichéenne entre des groupes qui peuvent avoir la tentation de camper sur leurs positions : le médecin ne voit pas toujours d'un bon œil l'incursion de non-initiés dans son domaine, le juriste peut avoir du mal à répondre à des questions nouvelles non prévues par le droit, certains hommes de religion n'adhèrent pas toujours facilement à l'évolution d'une tradition qu'ils voudraient voir figée. Et pourtant, toutes ces personnes doivent pouvoir se mettre ensemble pour discuter en partant

---

[5] Didier Sicard, *L'éthique et la bioéthique*, 3e édition, Paris, Presses universitaires de France, 2009, 128 pages.

de données factuelles, évitant ainsi autant les dogmes que les spéculations stériles, cherchant le meilleur consensus entre les mœurs et les progrès scientifiques, au profit de l'humain. La tâche est rendue plus ardue par le fait que les solutions proposées peuvent être porteuses de contradiction : ainsi, par exemple, la nécessité de prolonger la vie de certains patients souffrant d'affections graves paraît louable, mais le faire pourrait induire un prolongement de la souffrance. La réponse à apporter doit naître d'une discussion et la solution adoptée peut être différente selon la culture. La réponse française ou américaine ne sera donc pas forcément la réponse adaptée aux réalités africaines qui sont elles-mêmes loin d'être uniformes : *« vérité au-deçà des Pyrénées, erreur au-delà »* disait Blaise Pascal.[6]

Puisque la médecine est autant un savoir scientifique, une maîtrise technologique (donc une science) qu'un savoir-être (ce qui en fait un art), *« l'éthique médicale »* concerne aussi bien les connaissances scientifiques ou les aptitudes technologiques du médecin que son comportement. Ainsi, un soignant sans conscience dépourvu de valeurs humaines n'a pas une attitude *« éthique »,* pas plus que son collègue affable et souriant, mais incompétent et qui ne fait aucun effort pour être au diapason des connaissances scientifiques.

Le terme de *« bioéthique »* (provenant de *« bios »* signifiant la vie et de *« ethos »,* les mœurs) concerne les questionnements issus des progrès scientifiques et techniques de plus en plus pointus dans le domaine du vivant. Il désigne ainsi la réflexion portant sur la naissance et le développement de la vie humaine (techniques de procréation, don d'organes, greffe de cellules souches, fin

---

6 Blaise Pascal, *Pensées*, Paris, Éditions Lafuma, Œuvres complètes, Paris, Éditions du Seuil, 1963.

de vie, pièges des manipulations génétiques avec tentations de création de « surhomme », dérives eugénistes liées à la recherche d'anomalies génétiques, etc.).

La *« bioéthique »* est née après la période nazie marquée par des expérimentations cruelles et indignes auxquelles se sont livrés des médecins qui ont également joué un rôle important dans la sélection des prisonniers candidats à la chambre à gaz. La communauté internationale a donc jugé important d'édicter des principes universels affirmant le respect inconditionnel des droits humains et celui de la dignité humaine. Plusieurs déclarations ou rapports ont été publiés (code de Nuremberg en 1947, déclaration universelle des droits de l'homme en 1948, déclaration d'Helsinki en 1964, rapport de Belmont en 1978, déclaration de Barcelone en 1998…)[7].

La *« bioéthique »* a pour but d'accorder le respect de la personne humaine avec des progrès scientifiques qui fascinent autant qu'ils inquiètent en mettant en avant des principes que sont la bienfaisance, la non-malfaisance (ne pas nuire), l'autonomie, la dignité ou encore la justice.

La déclaration universelle sur la bioéthique et les droits de l'homme de l'UNESCO énonce 15 principes de la bioéthique[8] :

1- Dignité humaine et droits de l'homme.

2- Effets bénéfiques et effets nocifs.

3- Autonomie et responsabilité individuelle.

4- Consentement.

5- Personnes incapables d'exprimer leur consentement.

---

[7] Lazare Benaroyo, « Il faut aborder les problèmes éthiques avec une sagesse pratique », *Les Cahiers Science et Vie*, numéro 121, 2011, pages 112-114.

[8] UNESCO : *La Déclaration universelle sur la bioéthique et les droits de l'homme. Histoire, principes et application*, Paris, 2009, 390 pages.

6- Respect de la vulnérabilité humaine et de l'intégrité personnelle.

7- Vie privée et confidentialité.

8- Égalité, justice, équité.

9- Non-discrimination et non-stigmatisation.

10- Respect de la diversité culturelle et du pluralisme.

11- Solidarité et coopération.

12- Responsabilité sociale et santé.

13- Partage des bienfaits.

14- Protection des générations futures.

15- Protection de l'environnement, de la biosphère et de la biodiversité.

En somme, *« l'éthique médicale »* est fondée sur trois impératifs : respecter l'homme, son intégrité physique et son équilibre moral ; faire en sorte que la recherche et les connaissances scientifiques qui sont essentielles s'expriment dans le respect de la personne ; éviter de vicier l'exercice de la médecine par le mercantilisme et l'esprit du lucre. Tout ceci se construit dans une *« prévoyance intelligente »*[9].

---

9 Anne Fagot-Largeault, in Maurice Tubiana, *Les chemins d'Esculape, Histoire de la pensée médicale*, Paris, Éditions Flammarion, 1995, 714 pages.

L'éthique médicale : un projet au service de l'humain qui souffre

Agis en toute circonstance de façon à cultiver l'autonomie d'autrui [10].

L'éthique médicale a, rappelons-le, pour principal dessein le respect de la personne humaine ; ce respect suppose trois exigences essentielles :

- le respect de l'autonomie de la personne qui requiert de traiter l'autre comme un autre moi-même dans une reconnaissance réciproque et non une relation verticale entre un être supérieur et un autre qui lui serait inférieur ;

- la nécessité d'exercer la médecine dans l'équité et en évitant toute discrimination (ce qui suppose de ne pas procéder à une exclusion à cause du statut social et de répartir de la façon la plus équitable des ressources qui peuvent être – et qui sont d'ailleurs toujours – limitées) ;

- l'orientation de la prise charge médicale au bénéfice du patient qui l'évalue lui-même comme un bénéfice pour lui (le médecin ne décide pas seul de ce qui est bénéfique et utile pour le patient) : nous passons ainsi du modèle autoritaire au modèle de l'alliance thérapeutique où médecin et patient concourent ensemble à la guérison de ce dernier.

Pour répondre à ces exigences, le soignant ne doit pas se réfugier derrière la loi ou les règles établies qui le dispenseraient de réfléchir et de prendre ses responsabilités car la loi du moment peut aller à l'encontre du respect de la personne humaine qui est indissociable d'avec la formulation d'une éthique médicale.

De même, le personnel soignant doit éloigner de lui l'idée qu'il peut agir en ne tenant compte que de ses

---

[10] Jean-François Malherbe, *L'éthique clinique en situation de pénurie*, Montréal, Éditions Fidès, 1997, page 55.

convictions personnelles et de son intuition, faisant ainsi fi de ce que peut penser ou vouloir le patient ; ce qui serait une attitude arbitraire et dangereuse. Cela signifie que l'ère du docteur paternaliste, omnipotent et imbibé d'une grande sagesse est révolue : le soignant ne saurait considérer qu'il n'a de compte à rendre qu'à des spécialistes et que les citoyens et surtout les patients n'ont pas droit de regard sur ce qu'il fait ; ce qui est aussi vrai pour les soins dispensés que la recherche scientifique effectuée. Méconnaître cette vérité revient à adopter un comportement qui jure d'avec *« l'éthique »* qui est, rappelons-le, une démarche dynamique et inclusive.

On voit donc qu'il s'agit, pour le soignant et les autres acteurs de la santé, d'adopter un esprit ouvert pour promouvoir une éthique de la discussion. Celle-ci cherche à aboutir à un consensus sur la base d'une égalité des sujets qui discutent et argumentent en gardant le sens de l'écoute et le respect des opinions des autres. De cette intersubjectivité qui devrait situer les protagonistes au-delà de leurs intérêts particuliers peut se dégager une norme ayant prétention d'universalité.

2. La déontologie

La déontologie (du grec To *Déon*, qui veut dire ce qu'il convient de faire et Logos qui signifie discours, doctrine) est l'ensemble des devoirs que se reconnaît une profession. Ces devoirs auxquels on doit se conformer sont en partie consignés dans un texte (le code de déontologie) et en partie formulés dans des règles non écrites liées à la culture et aux habitudes de la profession. La déontologie médicale qui est essentiellement la science des devoirs du médecin, encadre l'exercice de la médecine : cependant, elle ne traite pas exclusivement des devoirs dès lors qu'elle intègre quelques-uns des droits du médecin.

Plus globalement, la déontologie régit la relation du médecin à son métier, à son patient, à ses pairs et à la société en général ainsi que l'illustre le célèbre serment légué par Hippocrate. Voici la version fournie par le Littré de ce serment qui a été souvent modifié et adapté à l'époque et au lieu.

> « Je jure par Apollon, médecin, par Esculape, par Hygie et Panacée, par tous les Dieux et par toutes les déesses, les prenant à témoin que je remplirai suivant mes forces et ma capacité, le serment et l'engagement suivants : je mettrai mon maître de Médecine au même rang que les auteurs de mes jours, je partagerai avec lui mon avoir, et, le cas échéant, je pourvoirai à ses besoins ; je tiendrai ses enfants pour des frères, et, s'ils désirent apprendre, je la leur enseignerai sans salaire ni engagement. Je ferai part des préceptes, des leçons orales et du reste de l'enseignement à mes fils, à ceux de mon maître, et aux disciples liés par un engagement et un serment suivant la loi médicale, mais à nul autre. Je dirigerai le régime des malades à leur avantage, suivant mes forces et mon jugement, et je m'abstiendrai de tout mal et de toute injustice. Je ne remettrai à personne du poison, si on m'en demande, ni ne prendrai l'initiative d'une pareille suggestion ; semblablement, je ne remettrai à aucune femme un pessaire abortif. Je passerai ma vie et j'exercerai mon art dans l'innocence et la pureté. Je ne pratiquerai pas l'opération de la taille, je la laisserai aux gens qui s'en occupent. Dans quelque maison que j'entre, j'y entrerai pour l'utilité des malades, me préservant de tout méfait volontaire et corrupteur, et surtout de la séduction des femmes et des garçons, libres ou esclaves. Quoi que je voie ou entende dans la société pendant l'exercice de ma profession, je tairai ce qui n'a jamais besoin d'être divulgué, regardant la discrétion comme un devoir en pareil cas. Si je remplis ce serment sans l'enfreindre, qu'il me soit donné de jouir heureusement de la vie et de ma profession, honoré à jamais parmi les hommes ; si je le viole et que je me

parjure, puissé-je avoir un sort contraire et mourir dans la tristesse ».

Les grandes lignes des codes de déontologie affirment généralement les principes suivants :

- la médecine doit être au service de l'humain en vouant un respect à la vie et à la personne humaine ;

- il faut soigner tous les hommes avec le même dévouement en faisant preuve d'aménité et de compassion (« *j'exercerai mon art dans l'innocence et la pureté »,* avait juré Hippocrate) ;

- les soignants sont astreints au secret professionnel et doivent se garder de s'immiscer dans la vie privée des patients (« q*uoi que je voie ou entende dans la société pendant l'exercice de ma profession, je tairai ce qui n'a jamais besoin d'être divulgué »* disait Hippocrate) ;

- le soignant ne doit pas aliéner son indépendance à un groupe, un clan ou des lobbys financiers et ne doit pas choir dans le mercantilisme ;

- la médecine doit être enseignée sans mystère et sans secret ;

- le soignant doit faire profession d'humilité (« *je ne pratiquerai pas l'opération de la taille, je la laisserai aux gens qui s'en occupent »* avait dit Hippocrate ; « *éloigne de moi l'idée que je peux tout »,* renchérit Maïmonide) ;

- le soignant doit éviter de demander des analyses inutiles et ne doit prescrire que des traitements suffisamment éprouvés avec un bon niveau de preuves ;

- la rédaction de certificats médicaux tendancieux et de complaisance doit être proscrite ;

- le praticien a une obligation de moyens et ne doit pas exercer sa profession dans des conditions pouvant faire courir au patient un risque du fait des conditions et d'un environnement de travail inadaptés ;

- la confraternité doit être le crédo de tout soignant qui doit s'interdire de médire des confrères et se faire un devoir de travailler en équipe pour le bien du patient ;

- il faut se refuser à l'exercice illégal de la médecine (ce qui peut se traduire par l'exercice médical en dehors des conditions fixées par la loi, par exemple sans diplôme, sans inscription à l'ordre des médecins, sans avoir les compétences requises…).

Le rôle de soigner est contrôlé et confié à des personnes formées pour cela comme l'atteste la délivrance d'un diplôme qui témoigne de la compétence acquise. Comme tout membre de la société, le soignant n'a pas que des devoirs ; il a des droits voire des pouvoirs pouvant parfois apparaitre comme très importants (ce qui peut ramener au fameux paternalisme médical). Ainsi, une société qui veut garder le sens de la mesure (comme se veulent l'être les sociétés qui s'adossent à une République démocratique) doit aussi développer des contre-pouvoirs s'appliquant à tous, qu'ils soient médecins, hommes de loi ou chefs d'État. Ces contre-pouvoirs sont essentiels car, comme disait Thucydide dans *La Guerre du Péloponnèse, « par une nécessité de nature, tout être exerce tout le pouvoir dont il dispose »*[11].

Dans le domaine de la médecine, les pouvoirs peuvent s'apparenter à un droit de vie et de mort. Certes, le médecin doit être protégé, mais le patient doit l'être tout autant sinon plus car il peut perdre ce qu'il a de plus cher s'il était laissé sans défense entre les mains d'un soignant incompétent ou véreux. Donc, en médecine comme ailleurs, sinon plus qu'ailleurs, il est important de préciser ce qui est interdit, ce qui est souhaitable ou obligatoire : c'est la fonction du code de déontologie. Au-delà de ce que disent les textes, il faut toutefois mettre en avant ce qui doit unir soignant et patient

[11] *In* Bernard Hœrni, *Éthique et déontologie médicale, op. cit.*

dans l'objectif commun, à savoir le soulagement de la souffrance de ce dernier. En effet, soignants et patients ne doivent pas se regarder en chiens de faïence, mais tisser des liens de solidarité pour atteindre cet objectif sans que cela ne devienne une contrainte insupportable pour le praticien qui a aussi besoin de garder un équilibre physique et mental autant que d'avoir un bien-être matériel pour assurer ses fonctions.

En contrepartie, le médecin doit mériter la confiance des patients et de la société en étant consciencieux, en développant son savoir scientifique, ses compétences technologiques et ses qualités humaines. Dans cette *« confiance qui rejoint librement une conscience »* comme disait le Professeur Louis Portes[12], le médecin aura mérité le respect et l'estime de tous.

3. Relation entre éthique, morale et déontologie

Bien que l'éthique, la morale et la déontologie soient des notions différentes, elles n'en sont pas moins liées. La déontologie est souvent influencée par la morale commune et peut même être entachée par les travers de celle-ci. Ainsi, la déontologie médicale de la France du 19ème siècle a été largement influencée par la morale de l'époque, anti-féministe et xénophobe interdisant l'accès de la médecine aux femmes et aux étrangers et bannissant la pratique de l'avortement. C'est pourquoi, le code de déontologie qui est censé organiser la discipline (au sens juridique) en vue du respect d'une certaine éthique n'est pas superposable à l'éthique car celle-ci ne saurait se limiter à un corpus de règles et de directives. De plus, le droit ayant parfois une longueur de retard sur le progrès médical et les mutations

---

Louis Portes, « Du consentement à l'acte médical », Communication à l'Académie des Sciences morales et publiques, 30 janvier 1950, in *À la recherche d'une éthique médicale*, Paris, Masson et PUF, 1955, p. 163.

de la société, l'éthique peut être amenée à chercher des solutions acceptables et adaptées à une situation donnée là où les règles déontologiques peuvent être figées ou désuètes : ainsi, la réflexion éthique sur la fin de vie ou sur l'avortement a été en avance sur les lois et les codes de déontologie. Les soignants doivent certes s'inspirer des codes de déontologie, mais ils sont appelés à faire preuve de créativité et de sens de responsabilité pour opérer les choix les plus pertinents dans l'exercice de leur profession.

Si *l'éthique* va plus loin que la *morale* qui peut être générale et figée, elle va au-delà de la *déontologie* qui reste directive ; en effet, elle peut couvrir des situations qui ne sont prises en compte, ni par le code de déontologie qui définit les règles professionnelles, ni par la loi. Elle nous amène à avancer avec lucidité et prudence, cherchant à concilier les progrès scientifiques et la *morale* quitte à réfuter certains concepts surannés véhiculés par celle-ci. Autrement dit, nous devons nous refuser à une science sans éthique autant qu'à une morale refusant toute inspiration scientifique et une déontologie qui s'affranchirait de l'expression de notre responsabilité.

Dans certains pays comme les États-Unis il existe des bioéthiciens qui sont des spécialistes à part entière participant à l'enseignement de l'éthique aux futurs soignants, siégeant dans des commissions où ils donnent des avis afin d'éventer les dérives de la pratique et de la recherche médicales. La conception européenne est moins formaliste partant plutôt de l'idée que l'éthique se construit par un dialogue soutenu entre les différents protagonistes.

Dans les pays africains, au-delà du débat sur l'éthique, nous avons aussi à élaborer un code de déontologie qui réponde aux interpellations de notre temps : en effet, les codes qui existent sont obsolètes et peinent à proposer l'encadrement juridique adapté aux transformations qu'exigent l'évolution de la science et celle de nos sociétés.

Au Sénégal, le code de déontologie date de 1967 ; depuis, aucune retouche sérieuse apportant un progrès sur les droits du patient n'a été faite. Il a fallu attendre 1981, soit plus de 20 ans après les indépendances, pour voir adopter un texte relatif à l'exercice de la chirurgie dentaire et à l'ordre des chirurgiens-dentistes. Ces textes sont en droite ligne de ceux régissant la profession des médecins et en porte donc les tares. Pour les autres professions (sages-femmes, infirmiers), il faut plonger dans les lointains arcanes de la période coloniale pour avoir des notions de déontologie les concernant ![13]

Alors que dans certains pays les textes sont évalués et mis à jour régulièrement avec toutes les composantes de la société, nos textes de loi restent quant à eux figés dans un immobilisme navrant omettant des domaines majeurs de l'exercice médical : les greffes d'organes, les essais vaccinaux, les questions liées aux progrès de la génétique ou encore la qualité des soins dispensés dans nos structures sanitaires.

Cet immobilisme n'est pas sans sécréter des contradictions. Le Docteur Mintou Fall Sidibé relève par exemple la *« disharmonie entre le code de déontologie médicale qui a une valeur décrétale et le code pénal qui a une valeur législative... le premier texte permet l'interruption de grossesse dans des cas déterminés »* tandis que *« le législateur est hostile à toute intervention de ce genre »*[14].

À qui la faute ? Un pouvoir exécutif qui peine à insuffler une dynamique de la réforme et du (vrai) changement et une représentation parlementaire qui ne serait trop souvent que la caisse de résonnance du premier, aux dires mêmes de

[13] Mintou Fall Sidibé, *Les droits du patient*, Thèse de Doctorat d'État en droit public, Faculté des sciences juridiques et politiques, Université Cheikh Anta Diop de Dakar, 2009, 381 pages.

[14] Mintou Fall Sidibé, *Les droits du patient, ibid.*

certains députés, s'en partagent une large part de responsabilité. *« Depuis 1962, l'Assemblée nationale est un lieu de faire valoir budgétaire »,* déclarait le président du groupe parlementaire du parti sénégalais au pouvoir, traduisant ce que ressent une bonne partie de l'opinion publique africaine[15]. À cela s'ajoutent des ordres et des associations professionnelles de soignants qui peinent à jouer pleinement leur rôle, contribuant à la pauvreté du débat sur ces questions pourtant si essentielles. Les sciences humaines et sociales sont également interpellées pour développer la recherche et approfondir la réflexion dans le domaine de l'éthique en santé.

Ainsi, l'Afrique a encore à mettre à jour un cadre juridique et des codes de déontologie plus adaptés, mais elle doit aussi et surtout apprendre à construire un espace de discussion éthique aboutissant à une *« sagesse pratique »* comme disait Paul Ricœur[16]. Il s'agira d'éviter d'adopter une conception éthique venue du Nord au nom d'un universalisme impérialiste faisant fi de nos réalités culturelles, sans verser dans des convenances inopérantes au nom d'une africanité désadaptée des réalités d'une Afrique bien plus plurielle et mouvante que certains ne peuvent le croire.

4. Liberté et responsabilité

Que nous devions obéir à toutes les lois, qu'elles soient bonnes ou mauvaises, est une invention récente. **Gandhi**

L'action du soignant est guidée par le code de déontologie, la morale et la réflexion éthique. Ces trois notions peuvent se rejoindre, mais n'ont pas la même signification. Elles peuvent même s'opposer. Le soignant

15 *Le Populaire*, numéro 4517, 16 décembre 2014.

16 *In* Lazare Benaroyo, « Il faut aborder les problèmes éthiques avec une sagesse pratique », *op. cit.*, p. 114.

est donc amené à choisir ce qui va déterminer sa pratique. En cela, il exprime une liberté qui doit être éclairée par une responsabilité.

Même si nous sommes libres, cette liberté doit se manifester dans la conscience qui détermine le sens de nos actions et les choix que nous opérons en tenant compte des intérêts des autres et de la société tout entière.

Nous sommes libres et responsables. Cette responsabilité à laquelle nous acceptons de nous soumettre apparaît comme une *« prison à la liberté »*. Autrement dit, et pour reprendre une formule bien connue, *« notre liberté s'arrête là où commence celle des autres »*. Sinon on pourrait difficilement condamner ce pickpocket qui, pris la main dans le sac (ou plutôt dans la poche d'autrui), a pensé pouvoir se tirer d'affaire en évoquant le droit inaliénable de la main à disposer d'elle-même. Car ce pickpocket et sa main soi-disant libre manquent singulièrement de sens de responsabilité. Notre liberté doit donc s'exprimer en même temps que nous mettons en avant notre responsabilité.

L'étymologie de responsabilité renvoie au mot réponse. Être responsable, c'est intégrer le triptyque : répondre de soi-même (justifier nos actes vis-à-vis de nous-mêmes), répondre à l'autre (répondre devant le patient, à sa souffrance pour ce qui est du soignant), répondre devant la loi ou devant des tiers (les familles, les institutions, la société). Nous sommes ainsi responsables vis-à-vis des autres, de la société et devant les lois dont celle-ci s'est dotée. Mais cette responsabilité implique une conscience (répondre de soi-même) qui ne saurait se justifier simplement par ce que font les autres : autrement dit, les errements de la société ne sauraient être des prétextes à nos propres errements.

Soigner est un acte fondé sur un savoir autant que sur une liberté de choix du soignant, qui amène celui-ci à penser ce qui est bon ou mauvais, utile ou inutile. Ce qui implique l'affirmation d'une conscience.

Georges Duhamel qui fut médecin autant qu'il a été un grand écrivain nous rappelle ce qui pourrait être le sens de la responsabilité pour un soignant : *« L'exercice de la médecine repose sur une idéologie que l'on nomme, en gros, la conscience. Or la conscience est individuelle. Les collectivités administratives ne connaissent rien de comparable à cette conscience individuelle. Abdiquer l'individualisme en cet instant du monde serait, pour un esprit clairvoyant, un acte de démission... »*[17].

Ainsi, si j'exerce mon métier de soignant, si je prodigue mes soins comme je le veux, je fais valoir ma liberté. Si j'exerce mon art du mieux que je dois le faire, selon des règles que je souhaite universelles, qui mettent par exemple le respect de la personne humaine au cœur de l'exercice médical, j'exprime une responsabilité fondée sur ma conscience. Être responsable, c'est ne pas se contenter, quand ça va mal ou devant des conditions de travail qui frisent l'indécence, de se dire : *« mais qu'y puis-je ? » « en quoi cela me concerne-t-il ? », « de toute façon, c'est le système et la société qui sont comme ça... »*. En le faisant, on se réfugie derrière les tares des autres en rajoutant notre irresponsabilité à la leur ; ce qui n'absout guère notre démission. *« Pour être, il importe d'abord d'être responsable »*, disait Saint-Exupéry[18].

Si on nous intimait l'ordre de provoquer la mort d'une personne ou de refuser de la soigner du mieux possible comme jadis dans les camps nazis ou durant la période coloniale ou du temps de l'esclavage, au prétexte que le patient n'a pas les mêmes convictions idéologiques ou

---

17 *In* Bernard Hœrni, *Éthique et déontologie médicale*, *op. cit.*

18 Antoine de Saint-Exupéry, *Terre des hommes*, Paris, Gallimard, 1939, 224 pages.

religieuses ou qu'il serait d'une espèce inférieure, misérable avatar d'une prétendue race supérieure, nous serions nombreux, j'imagine – en tout cas je l'espère - à désobéir. Nous aurions ainsi pris notre responsabilité en nous refusant à une lâche compromission alors même que l'ordre était venu de notre supérieur. Nous procédons à un choix personnel assumé en toute liberté.

Mais sommes-nous responsables et exprimons-nous cette liberté si nous acceptons de soigner des malades qui se tordent de douleur faute d'antalgiques, de faire semblant de traiter des sepsis graves[19] sans antibiotiques adaptés ou d'opérer quand l'asepsie n'est pas garantie, la qualité des fils de suture douteuse, si ce n'est celle des implants orthopédiques ? Ne sommes-nous pas complices de quelque forfaiture si, de plus, nous faisons comme si tout allait comme dans le meilleur des mondes ?

Sartre nous met dos au mur face à notre responsabilité : *« Nous avons défini la situation de l'homme comme un choix libre sans excuse et sans secours, tout homme qui se réfugie derrière l'excuse de ses passions, tout homme qui invente un déterminisme est homme de mauvaise foi »*. Il va même plus loin : *« Chaque fois que j'agis, j'engage l'humanité tout entière »*[20].

Nous ne devons pas nous contenter de dire : *« c'est ce que tout le monde fait », « ce sont les ordres et je n'ai guère le choix »*. Car notre liberté s'exprime dans l'infini de faire ou de ne pas faire, d'accepter un état de fait ou de le refuser ; ce qui implique une infinie responsabilité.

Cette sentence de Sartre porte la marque de l'impératif catégorique kantien : *« Agis de telle sorte que tu traites l'humanité aussi bien dans la personne d'autrui toujours en*

---

[19] Infections sévères.

[20] Jean-Paul Sartre, *L'Existentialisme est un humanisme*, Paris, Éditions Nagel, 1970, 147 pages.

même temps comme une fin, et jamais simplement comme un moyen »[21]. Elle nous rappelle notre responsabilité en ce qu'elle nous dit que le malade-client n'est pas ou ne devrait pas être un simple moyen (pour s'enrichir, pour réaliser des prouesses techniques fussent-elles remarquables, pour faire de la recherche si utile prétend-elle être pour l'humanité), mais bien une fin en soi. Et toute notre énergie, toute l'intelligence des humains que nous sommes doivent tendre vers cette fin. C'est seulement à ce moment que nous aurons réussi à construire un système de soins équitable guidé par un majestueux souffle d'humanité.

En extrapolant cette vérité à la société, on pourrait dire que c'est ainsi que nous aurions réussi à créer des règles justes, fondées sur une éthique capable de nous permettre de vivre en sachant raison garder ; ce qui signifie bâtir une société où les membres ne cherchent pas qu'à assouvir leurs seuls intérêts et envies, mais pensent d'abord au projet commun de bien vivre ensemble. Pour le soignant, cela se traduit d'abord et simplement par prendre soin de l'autre, avec attention et affabilité.

---

[21] Emmanuel Kant, *Fondements de la métaphysique des mœurs*, IIe section, Éditions la pléiade, t.2, page 295.

CHAPITRE II

DES MISSIONS DE LA MÉDECINE À LA RELATION SOIGNANT-PATIENT

Toute vie étant une vie…
Que nul ne cause du tort à son prochain,
Que nul ne martyrise son semblable.

La Charte du Mandé

1. La technique, la pédagogie et la psychologie

La médecine a développé des moyens importants pour soigner l'organisme humain, cet ensemble d'appareils et de systèmes. Des médecins deviennent des spécialistes, voire même des sous-spécialistes s'occupant les uns d'une partie du cœur, les autres d'un coin de l'œil, voire même seulement de cellules à cloner ou d'ADN à décoder. Tout cela ne doit pas faire oublier qu'en chacune de ces parties se loge l'humain et que la vraie finalité est de soigner une personne, être de chair et d'esprit avec *« sa solitude, sa finitude, et son incertitude »*[22].

William Osler[23] distinguait le bon médecin du très grand médecin : le premier soigne la maladie et le second, le malade qui a la maladie. Il nous rappelait ainsi que le médecin, le malade et la maladie sont indissociables réalisant les 3 M qu'Hippocrate considérait comme un triangle essentiel de l'exercice médical. Force est de

[22] Francis Gold, « Éthique de la relation médecin-patient », in Philippe Bagros, Bertrand de Toffol, *Introduction aux sciences humaines et sociales*, Paris, Ellipses, pages 148-162.

[23] Médecin canadien (1849-1919) considéré comme un des plus grands noms de la médecine.

constater qu'au triangle, il manque souvent un angle, le médecin s'occupant plutôt de la maladie ou alors qu'il n'est qu'exceptionnellement équilatéral, le projet de soin n'intégrant pas toujours le malade dans toutes ses dimensions.

La mission de la médecine ne se résume donc pas à une guerre contre la maladie ; en effet, la médecine s'adresse à trois moi : le *moi animal*, le *moi rationnel* et le *moi identitaire*[24].

Le *moi animal* correspond à la maladie ou au handicap (ce qui confère au médecin une compétence vétérinaire qui suppose qu'il opère avec méthode et rigueur pour répondre à une offre de soins).

Le *moi rationnel* implique de faire comprendre au patient sa maladie et son projet thérapeutique en lui fournissant des informations scientifiques lui permettant d'apprendre davantage sur son affection (ce qui fait du médecin un pédagogue capable de fournir des explications claires au patient).

Le *moi identitaire* comporte les émotions, les angoisses du patient et ses représentations de la maladie (cette dimension essentielle de la médecine suppose que le soignant possède les compétences du psychologue).

La dimension vétérinaire et ses limites

Ces trois aspects (compétence technique, qualités pédagogiques, soutien psychologique) sont d'autant plus essentiels et complémentaires que la personne humaine, le patient, ne sont pas une somme d'appareils et de systèmes, pas plus qu'ils ne représentent exclusivement un assemblage de cellules ou des amas d'ADN.

---

[24] André Grimaldi, *L'hôpital malade de la rentabilité*, Paris, Éditions Fayard, 2009, 278 pages.

Jankélévitch exprimait sans ambigüité cette vérité fondamentale : *« Je ne suis pas la somme de mes organes, je ne suis pas la somme de mes viscères »*[25]. En effet, *« le corps est humain, ou il n'est pas »*[26]. Est ainsi mise en exergue la notion d'indivisibilité de la personne : on ne fragmente pas le patient en une multitude d'organes comme nous y incite la spécialisation voire la sous-spécialisation outrancière qui peut d'ailleurs être contre-productive. L'acte de soin doit prendre en compte tout autant le corps (tout le corps et non la seule partie que le spécialiste daigne regarder – ou sait scruter) que l'esprit, sinon plus encore celui-ci que celui-là dans la sollicitude nécessaire envers le patient. *« Le bien visé par l'art médical est moins de nature médicale que morale, comme bien qui vaut pour le patient »*[27].

On ne se contente pas de réparer les blessures de la chair, on va à la rencontre de l'autre – le patient, sa famille – dans le respect de ce qu'il est, pour la préservation de son autonomie et de sa dignité.

En ayant compris cela, le soignant aura intégré toutes les dimensions de la médecine et pris la pleine mesure de sa mission : guérir les plaies et atténuer les souffrances – les souffrances et non pas seulement la douleur. En effet, calmer la douleur en administrant des médicaments, de même qu'opérer avec succès une tumeur ou dilater une artère coronaire, n'est qu'une partie des soins. Ceux-ci ne

---

[25] *In* Nathalie Dugravier-Guérin, *La relation de soin, approches éthiques et philosophiques*, Paris, Éditions Seli Arslan, 2010, 155 pages.

[26] Dominique Folscheid, in Nathalie Dugravier-Guérin, *La relation de soin, approches éthiques et philosophiques*, Paris, Éditions Seli Arslan, 2010, 155 pages.

[27] Jean-Marc Mouillie, « L'éthique de la discussion », in Collège des enseignants de sciences humaines et sociales en médecine et santé, *Médecine, santé et sciences humaines*, Paris, Société d'édition Les belles lettres, 2009, p. 134-138.

doivent donc pas être ramenés à la technique comme la souffrance ne peut être cantonnée à la douleur. Les médicaments antalgiques peuvent venir à bout de la douleur ; toute la technologie moderne ne suffira pas à vaincre la souffrance. Cette souffrance n'est pas une généralité applicable à tous les patients : elle nécessite de s'intéresser à chacun, individuellement. *« La souffrance n'existe pas, elle n'est qu'une abstraction. Ce qui existe, ce sont des personnes souffrantes, des sujets qui souffrent »*[28]. Les connaissances scientifiques et le développement technologique offrent d'importantes possibilités pour réparer des appareils défectueux ; il faut bien plus pour soigner et guérir. La puissance technologique a d'ailleurs, hélas, assez souvent fait oublier le rôle central du patient. Or la technologie ne garantit pas le bonheur sinon Robocop serait très heureux et l'homme accéderait à la félicité éternelle en se faisant greffer un cœur de fer ; ce qui – il est aisé d'en être convaincu - pourrait tout au plus procurer une certaine solidité de l'âme qui se passerait de bien des états qui font parfois la misère de l'homme. Mais ceci n'est pas forcément une assurance d'éternité - car le fer peut rouiller - , ni même l'assurance d'une infinie béatitude.

Plus sérieusement, la technologie n'est réellement utile à l'homme que lorsqu'elle est entre les mains d'un sage. Nirenberg, prix Nobel de Médecine, nous le rappelle : *« Quand l'homme devient capable de programmer ses propres cellules, il doit s'empêcher de le faire jusqu'à ce qu'il ait assez de sagesse pour utiliser cette connaissance au bénéfice de l'humanité »*[29].

[28] Nathalie Dugravier-Guérin, *La relation de soin, approches éthiques et philosophiques*, *op. cit.*

[29] *In* Maurice Tubiana, *Les chemins d'Esculape, Histoire de la pensée médicale*, *op. cit.*

Émile Zola se pose sagement la question : la science *« a promis la vérité et la question est de savoir si l'on fera jamais du bonheur avec la vérité »*[30].

Quelle que puissante que puisse être la technologie qu'elle porte, la biomédecine – comme l'argent et tous ces nouveaux veaux d'or des sociétés qui oublient le primat de l'humain - n'est encore qu'une technologie qui peut certes participer au bonheur des hommes, mais ne saurait avoir la prétention de le réaliser seul. Ainsi, les progrès de plus en plus fascinants de la médecine ne devraient pas faire perdre de vue que celle-ci doit toujours revenir à l'essentiel : le patient ! Les progrès de l'imagerie, de la cardiologie et de la radiologie interventionnelles, de la chirurgie ou encore de la thérapie génique ne seront de vrais outils au service de la médecine que lorsqu'ils s'appliquent en tenant compte de la dimension psychosociale de celle-ci. Le bon soignant ou la bonne structure de soins ne devraient pas seulement être évalués sur la base des prouesses techniques, mais plutôt par la capacité à écouter l'autre, à aller vers lui, à lui faire comprendre sa maladie et à l'accompagner dans sa souffrance.

Malheureusement, dans nos structures de soins, nous oublions si souvent que chaque patient est un être unique qui ne se résume pas à son numéro de chambre, sa belle radio, son diagnostic, le beau cas qu'il est… et de plus en plus, avec le règne du mercantilisme triomphant, le client et ce qu'il peut nous rapporter en espèces sonnantes et trébuchantes ou mieux encore en terme de *« froissement des billets de banque... mélodie bien plus douce à l'oreille du cupide »*[31].

---

30 Émile Zola, « Discours à l'Assemblée générale des étudiants de Paris » du 18 mai 1893, dans Émile Zola, *Œuvres complètes*, Paris, éd. François Bernouard, 1927, vol. 50, p. 288.

31 Masserigne Soumaré, in Abdoul Kane, *La vie sur un fil*, Dakar, Éditions L'Harmattan-Sénégal, 2013, 117 pages.

Le pédagogue

L'information du patient et de son entourage est essentielle tant pour rassurer que pour faire adhérer, ou mieux, faire participer à la prise en charge de la maladie. Elle permet l'amélioration de l'observance thérapeutique et le développement d'une alliance thérapeutique aidant à surmonter les obstacles de la prise en charge. Nous disons bien les surmonter et non de les combattre. Cette approche est essentielle, surtout pour les affections de longue durée. On cherchera ainsi à motiver le patient pour lui faire accepter, par exemple, le sevrage tabagique, et non le sermonner en le vouant à la mort s'il n'arrêtait pas de fumer. Le médecin travaille à changer certains comportements du patient tout en mettant en avant le respect de l'individu. Il cherche, par une bonne approche pédagogique, à faire que le patient s'approprie son traitement sans qu'il y soit contraint au nom d'une idéologie médicale paternaliste qui impose ce que le médecin estime être bon. Ainsi, le praticien devra s'attacher à expliquer au patient, en des termes compréhensibles ce qu'est la maladie, sa cause, ses conséquences, le bénéfice du traitement, les modalités de ce traitement (les mesures hygièno-diététiques, les médicaments, les traitements instrumentaux ou chirurgicaux éventuels, la durée du traitement…), les effets secondaires potentiels, les objectifs attendus du traitement (chiffres optimaux de tension artérielle ou de glycémie par exemple).

Le soignant doit, après avoir fourni ces informations, approfondir la discussion en sachant écouter le patient pour mieux comprendre la représentation que celui-ci a de sa maladie, clarifiant avec lui les points qu'il n'aurait pas bien compris. Il doit s'attacher à recueillir le point de vue et les souhaits de celui-ci sur la prise en charge en même temps qu'il cherche à renforcer sa motivation à suivre le traitement. Il s'agit de créer une interactivité qui bannit l'approche dirigiste que beaucoup de soignants aiment adopter.

Tout ceci s'intègre dans le processus qui doit amener le patient à acquérir ou maintenir un savoir c'est-à-dire des connaissances, des compétences et des attitudes appropriées face à sa maladie. Ce savoir doit conduire au développement d'un savoir-faire lui permettant de mieux gérer sa maladie (suivi de l'INR [32], traitement par insuline, prévention des complications), mais également un d'un savoir-être né d'une motivation assurant le maintien, voire l'amélioration de la qualité de vie. Le patient, ainsi responsabilisé, accroît la confiance en soi, ce qui participe du soutien psychosocial, la troisième dimension de la mission du soignant.

Si une bonne éducation est une condition essentielle pour la réussite du projet de soin, le droit à l'information fait partie intégrante de l'affirmation des droits du patient. Ce droit à l'information peut s'exprimer selon plusieurs modalités :

- droit à l'accès au dossier médical (ce qui rappelle à certains médecins ou structures de soins qui hésitent à donner au patient les éléments de son dossier médical qu'ils sont dans l'erreur) ;

- droit à l'information sur les soins ou les conditions de l'hospitalisation (ce qui se fait exceptionnellement dans nos structures de soins, alors que la bonne pratique voudrait que le patient et son entourage soient bien informés oralement ou sous forme de brochure, par exemple) ;

- droit à l'information sur la maladie, le traitement, le pronostic (combien de fois des patients sont-ils suivis sans rien connaître de leur diagnostic ou de leur projet

---

[32] L'INR ou International Normalized Ratio est un test pour surveiller la coagulation du sang chez des patients prenant certains médicaments qui modifient cette coagulation.

thérapeutique, ou en ne recevant que des informations erronées ou simplistes ?).

Le soignant doit ainsi tisser une véritable relation de proximité avec le patient et s'éviter de jouer le rôle du démiurge à qui le malade doit se confier sans concession. Le patient, dont la dignité doit être préservée, retrouve ainsi tout ou partie de son autonomie entamée par la maladie et peut participer, grâce à une libre expression de ses opinions, à son projet de soin. Il est assisté par l'équipe de soignants qui doit le motiver en mettant en exergue les progrès engrangés tout en rappelant régulièrement les objectifs thérapeutiques et le plan de soin.

La dimension pédagogique du médecin doit donc s'exercer pour des raisons liées à la fois à l'humanité qui doit accompagner l'exercice médical et à l'efficacité de la prise en charge. En effet, c'est par la bonne information que le patient adhère mieux à son traitement, qu'il évite d'aller chercher d'autres sources d'information chez le charlatan aux recettes occultes ou par les « nouvelles technologies de l'information et de la communication ». Ces informations n'en sont pas parfois moins dangereuses, même s'il ne faut pas en avoir des idées arrêtées car elles peuvent aider à un meilleur accès au savoir et, donc, à une forme de démocratisation de celui-ci. Il s'agit de faire en sorte d'arriver à une sorte de partage des responsabilités entre des soignants pédagogues et des patients mieux informés.

Et puis, il est prouvé que le patient bien informé tend à dédramatiser une maladie pourtant sérieuse : il en est ainsi, par exemple, du sujet atteint de cancer pour qui l'absence d'information peut être une grande source d'inquiétude (*« pas de nouvelle, mauvaise nouvelle »*). Cependant, l'information dite *« juste et vraie »* pourrait aussi être source d'angoisse et il n'y a pas de recette uniforme fournie par le code de déontologie et la loi : l'information doit être graduelle et adaptée au cas par cas. À ce propos, il convient de rappeler qu'informer juste s'apprend et on devrait inculquer très tôt au futur soignant les bonnes règles d'une information adéquate qui doit être simple, dépouillée de détails inutiles, intelligible, loin du jargon souvent rebutant des médecins, et honnête, rendant compte de la maladie, de son évolution et de sa gravité éventuelle sans faire sombrer le patient dans le désespoir et le manque de perspectives.

En somme, il est attendu que le soignant fournisse une information *« claire, loyale et appropriée »*.

Toutefois, il ne faut pas croire qu'une information transparente et « vraie » suffit pour attester de la qualité de la relation entre soignant et patient. Celle-ci suppose que médecin et patient développent une relation privilégiée fondée sur une estime réciproque permettant au premier, armé d'attention et d'aménité, de mieux comprendre les attentes du second. Ce sont ces attentes que le processus d'information doit s'attacher à satisfaire. Il ne s'agit pas, par exemple, de s'arrêter à faire signer un document de consentement (ce que nous ne faisons déjà pas assez en Afrique), ni de fournir des informations en étant dirigiste, sans laisser au patient le temps de la réflexion. Le soignant ne doit pas s'arrêter à respecter son code de déontologie ou à chercher à se protéger en se conformant aux dispositions médico-légales. Il s'agit de développer une véritable communication conduisant à une appropriation par le patient des messages délivrés. Cette attitude plus éthique et plus respectueuse fera que le patient n'aura pas à « consentir », mais à opérer à un choix éclairé.

Le psychologue

Pour réussir sa mission, le soignant doit associer à sa compétence de pédagogue celle d'un psychologue averti.

Cette compétence de psychologue n'est pas la moins essentielle chez le soignant car un esprit malade habite difficilement un corps sain. Les facteurs psychologiques jouent un rôle si prépondérant que plusieurs maladies ou comportements à risque ont un soubassement psychologique (maladies endocriniennes, cardio-vasculaires, digestives, addictions, etc.). De plus, les consultations de plusieurs spécialistes « d'organes » sont peuplées de patients se plaignant souvent d'une multitude de symptômes sans substrat organique véritable. Des médecins, qui prennent peu de temps à écouter ces personnes, leur prescrivent divers examens complémentaires ou traitements qui les installent dans une fausse maladie organique là où une approche basée sur l'écoute et une psychothérapie aurait été plus appropriée.

Le soignant doit donc apprendre à écouter et à prendre en considération la personnalité du patient. Faire plus de bien et tout au plus, éviter de faire plus de mal, est un vieux concept déjà formulé par Hippocrate : *« Primum non nocere » (d'abord ne pas nuire)*. En le disant à une époque où la médecine n'avait pas de solides fondements scientifiques et où les praticiens ne disposant que de moyens technologiques dérisoires, se perdaient dans une phraséologie stérile tenant lieu de science, Hippocrate pensait peut-être aux fréquentes erreurs de prescription médicale selon l'acception vétérinaire. Puisque la dimension vétérinaire n'est pas plus la médecine qu'une ligne unique ne fera jamais un triangle, faire du mal à une personne, c'est donc aussi et même surtout bafouer sa dimension psychologique, faire outrage à son moi identitaire. *« Primum non nocere, s'applique plus à l'âme qu'au corps »* disait avec justesse Maurice Tubiana[33]. Ne pas nuire, ce n'est pas seulement éviter d'administrer le mauvais médicament à la mauvaise dose, ni même de couper le nerf vital à une fonction du patient. C'est aussi éviter de rajouter à la souffrance.

---

33 Maurice Tubiana, *Les chemins d'Esculape, Histoire de la pensée médicale*, *op. cit.*

Redessiner un triangle équilatéral

Le soignant doit autant savoir panser les plaies que soigner les âmes. Il convient donc de réconcilier le *soma* (corps) et la *psyché (âme)*, les deux mamelles inséparables qui font l'exercice médical. Les deux dimensions, pédagogique et psychologique de l'exercice médical, nécessitent tout particulièrement de l'empathie ; elles sont une invite à tisser des relations de partenariat entre médecins et patients.

Ceci amène à opposer au modèle mécanique de l'acte médical, un modèle synergique. Selon le philosophe Jean-François Malherbe[34], dans le premier modèle, le médecin, actif, administre des soins à un patient passif qui se résume à son organe malade ; dans le second, la relation entre le soignant et le patient est fondée sur l'autonomie et la réciprocité. Les phénomènes organiques sont ici certes importants, mais ils sont analysés en tenant compte de toutes les dimensions de l'existence humaine.

Le soignant ayant adopté une attitude empathique cherche ainsi à comprendre et à apprendre en se rapprochant du patient et en s'intéressant à lui, à ce qu'il est, à ce qu'il ressent, à son environnement, mais pas seulement à ses signes fonctionnels ou physiques, ou encore à son scanner ou à son échographie. Il aura ainsi pris la pleine mesure de la dimension holistique de sa mission en réalisant qu'il lui est nécessaire de s'intéresser tout autant aux contraintes physiques intérieures et extérieures, à la question socio-économique, au niveau d'éducation ou à la culture du patient, ou encore à son profil psychologique.

Évidemment, avoir de l'empathie comme si la souffrance et les préoccupations de l'autre comptaient autant que la sienne est difficile et suppose une

---

[34] *In* Philippe Bagros, Bertrand de Toffol, *Introduction aux sciences humaines et sociales*, Paris, Ellipses, 1996, 222 pages.

transcendance. Cette transcendance doit s'acquérir très tôt dès le début de l'apprentissage de la médecine et doit être cultivée toute la vie. *« La vie est courte, l'art difficile »* nous instruit encore notre parrain de l'île de Cos.

Le soignant – comme tout être humain – a ses moments de faiblesse et ne sera jamais un être de perfection. Travaillons donc à la perfectibilité. Et la perfectibilité pour un soignant, c'est tout autant la mise à jour de ses connaissances scientifiques et de son expertise technologique qu'une volonté d'exercer son métier avec aménité.

Médecine humaniste, technologie et même gestion ne doivent donc pas apparaitre comme un mariage incestueux : les deux dernières doivent être au service de la première. Ainsi la chirurgie ambulatoire ou l'angioplastie coronaire par voie radiale devraient conduire à un meilleur confort pour le patient et permettre aux soignants de disposer de plus de temps pour parler et réconforter.

Soigner, instruire, soutenir : ainsi devrait être le triptyque fondamental que tout soignant doit garder à l'esprit tout au long de sa carrière.

Ce soignant sera évidemment vertueux pour pouvoir accomplir ses missions : *« il vaudrait mieux que le médecin soit un homme de bien dépourvu de science, plutôt qu'un praticien parfait aux mauvaises erreurs »* disait encore Hippocrate[35]. Cette assertion souligne bien le rôle majeur que le parrain des médecins faisait jouer à l'humanité du soignant.

2. Une éthique à hauteur d'homme

L'exercice de la médecine doit être conçu comme un rendez-vous du donner et du recevoir à l'échelle de l'homme. Il est fondé sur le respect de l'autre et de sa vérité

---

[35] *In* Bernard Hœrni, *Éthique et déontologie médicale*, 2e édition, Paris, Éditions Masson, 2000, 110 pages.

qui ne sauraient se résumer à sa maladie, ou, pire encore, à sa richesse ou à son dénuement matériel.

Ainsi, le respect de la personne humaine représentée ici par le patient comporte plusieurs aspects : le respect de sa dignité, de son intégrité physique et psychique, de son intimité, de certains secrets le concernant et aussi de sa liberté. Ce respect de la liberté du patient nécessite, par exemple, son consentement éclairé aux soins qui lui sont prodigués ou lorsqu'il est sollicité pour participer à un projet de recherche.

Mais toutes ces notions ne doivent pas se perdre dans les vagues divagations ou l'énoncé des grands principes. *« La médecine concerne à la fois un homme et l'homme. Cette alliance ne peut être éludée. Ces deux devoirs sont inséparables. L'honneur du médecin est de tenter de les unir, leur mérite, de réussir cette union »*. Cette formule de Jean Bernard[36] rappelle que l'éthique du médecin est une attitude concrète qui ne s'arrête pas à l'évocation de grandes résolutions – fussent-elles sur la dignité, l'égalité et la fraternité. Le médecin, ce savant, doit se rappeler qu'il est aussi, et peut-être surtout, un homme de l'art : or, si *« le savant généralise, l'artiste individualise »*[37].

Ainsi doit s'établir un partenariat, une relation contractuelle, une alliance élective entre le soignant et le patient allant dans le sens du soulagement de ce dernier et de la promotion de son autonomie.

La personne humaine ne renvoie donc pas seulement aux notions lointaines évoquées dans les foras internationaux et déclamées avec verve, ou encore aux notes circulaires professant de bonnes intentions affichées sur les murs de

---

[36] *In* Maurice Tubiana, *Les chemins d'Esculape, Histoire de la pensée médicale, op. cit.*

[37] Jules Renard, in Bernard Hœrni, *Éthique et déontologie médicale*, 2e édition, Paris, Éditions Masson, 2000, 110 pages.

nos structures de soins. On doit se préoccuper de l'homme simplement et… concrètement ! On pourrait même dire que le vacarme mondain et l'ostentation ne correspondent que très peu à ce que doit être l'éthique du soignant. *« Éthique du médecin : une attitude qu'accompagne un certain silence »* disait élégamment Maurice Bariéty.

Il faut donc avoir une meilleure conception de la relation de soin. Chaque homme étant unique, les situations de soins ont un caractère singulier : on ne soigne pas une espèce humaine dans sa diversité, on soigne un être qui n'est pas un exemplaire reproductible de tout le genre humain. Ainsi, si pour un chirurgien viscéral, les vésiculaires biliaires de tous les patients qu'il opère peuvent se ressembler comme le sont les crémaillères aux yeux du mécanicien, le premier se doit de se rappeler que lui s'adresse à des êtres qui sont chacun différents de tous les autres hommes qui peuplent la terre et demeurent donc irréductiblement singuliers !

À ce propos, Simone Weil, fournit une indication qui devrait nous éviter les généralisations : *« Il est impossible de définir le respect de la personne humaine. Il y a dans chaque homme quelque chose de sacré, mais ce n'est pas sa personne. Ce n'est pas non plus la personne humaine, c'est lui, cet homme simplement »*[38].

Il n'appartient donc pas au soignant d'être trop distant ou encore *« de railler, de déplorer, de maudire, mais de comprendre »* comme disait Spinoza dans *Traité politique*[39]. Ceci ne signifie pas que soigner relève d'une ostentatoire idéologie de la philanthropie ou de la pitié et de la charité fallacieuses car l'une comme l'autre *« dissimulent les fissures sans s'attaquer aux sources du mal »* comme nous instruisait la pionnière des soins infirmiers, Florence

[38] Simone Weil, *Écrits de Londres et dernières lettres*, Paris, Éditions Gallimard, 1957, 261 pages.

[39] *In* Bernard Hœrni, *Éthique et déontologie médicale*, *op. cit.*

Nightingale. Bernard Hœrni va dans le même sens : *« la pitié n'est pas souhaitable car elle suppose une dépréciation initiale. La compassion n'apporte pas grand-chose au malade ; c'est surtout de compréhension qu'il a besoin, ce qui est beaucoup plus difficile »*[40].

Comprendre le patient, c'est considérer que la faiblesse créée par la maladie, n'en fait pas un être inférieur qu'on infantilise, en lui racontant des contre-vérités, fussent-elles avec la soi-disant volonté de lui épargner une vérité qui lui serait insupportable. Il s'agit d'aller vers le patient et de lui tendre une main respectueuse et non un bras condescendant. C'est donc la dignité qui est en l'humain qu'il faut cultiver. Il serait toutefois contre-productif de vouloir sombrer dans un romantisme béat auquel d'ailleurs notre époque rugueuse faite de femmes et d'hommes pressés et anxieux se prêterait très peu. Mais un peu de tendresse et d'amour sont consubstantiels à l'exercice de la profession de soignant. Une tendresse sans condescendance. *« Tu seras aimé le jour où tu pourras montrer ta faiblesse sans que l'autre s'en serve pour affirmer sa force »,* avait dit le poète et romancier italien Cesare Pavese[41].

Respect de l'altérité

Pour pouvoir se rapprocher du patient et lui tendre la main, le soignant doit s'imprégner de l'altérité ; ce qui suppose de reconnaître et de respecter le patient dans sa globalité, et dans ce qu'il est : *« je ne te demande ni ta race, ni ta religion, ni tes origines, mais quelle est ta souffrance »*[42]. Nous n'avons pas affaire à un marabout, un paysan, un laid, un clochard ou encore un ministre de la République, mais à des êtres humains d'égale dignité et qui

---

[40] Bernard Hœrni, *Éthique et déontologie médicale, op. cit.*

[41] *In* Bernard Hœrni, *Éthique et déontologie médicale*, *ibid.*

[42] Louis Pasteur, in Bernard Hœrni, *Éthique et déontologie médicale, op. cit.*

ont droit aux mêmes égards. Ceci a l'air d'être une gageure, une utopie pour des Républiques, qui, pour égalitaires et démocratiques qu'elles aiment à se proclamer, cultivent quand même des différences entre citoyens, différences qui s'apparentent dans beaucoup de pays africains à une idéologie de l'inégalité sociale. Or, la médecine et la société doivent s'attacher à construire un *ethos*, un dessein de vivre ensemble, une volonté de rendre service en bannissant la discrimination. Pour y parvenir, à l'échelle qui est la sienne, le soignant se doit *« de respecter toutes les personnes et tout de chaque personne »*[43]. Il doit soigner avec le même dévouement toutes les personnes, quelles que soient leur ethnie, leur religion, leur appartenance confrérique, leur origine sociale, leur handicap, leur richesse ou pauvreté *(« je donnerai gratuitement mes soins à l'indigent »* avons-nous juré à la suite d'Hippocrate) ; ce qui se fait au mieux grâce à un bon système de protection sociale.

Mais en attendant que l'éthique de la société et la conscience des politiciens nous permettent d'accéder à une société moins inégalitaire, le médecin doit s'appuyer sur une éthique palpable, fondée sur l'exemplarité et centrée sur le respect de la personne humaine. Cette éthique commence au contact ou au lit du malade, au cours de l'examen clinique : le médecin peut témoigner de son humanité en étant respectueux, doux, tempérant, pudique, en gardant le sourire voire son humour et en se souvenant que le but à atteindre, c'est bien le soulagement de la personne qu'il a en face de lui. Il aura ainsi compris et pratiqué ce qu'est l'altérité.

---

[43] Bernard Hœrni, *Éthique et déontologie médicale*, *op. cit*

Différence, dissymétrie

Pour mieux appréhender ses missions et développer l'altérité et l'empathie, le soignant doit se souvenir de l'existence d'une différence entre lui et le patient (nous sommes tous différents l'un de l'autre), mais surtout d'une dissymétrie.

La différence, et plus encore, la dissymétrie tiennent à plusieurs facteurs :

- la santé du patient est défaillante et celle du soignant *a priori* bonne ;

- le patient est dans la position de demandeur d'une aide qu'est censé lui fournir le soignant ;

- le patient entre dans un monde inconnu (maladie, hôpital, médecine) qui est celui où évolue naturellement le soignant ;

- le patient a tendance à avoir la posture passive alors que le soignant joue un rôle actif.

Emmanuel Levinas rendait bien compte de cette dissymétrie entre le soignant et le patient : *« L'homme debout et en bonne santé fait face à l'homme couché, nu, démuni et menacé. Le temps du premier est celui de l'homme qui passe de son travail à ses proches sans oublier ses distractions, le temps du second est celui de l'angoisse, de l'attente, du rituel de l'hôpital, du décompte à rebours, à l'issue incertaine. Le médecin vit son métier au sein d'une libre destinée ouverte sur l'avenir, et même s'il est durement confronté à la mort, c'est celle d'un autre et non la sienne. Tandis que le malade brutalement redevenu mortel par le fait de sa pathologie, même bénigne, se voit enfermé dans un destin dont les lois lui échappent ».*

Différence et dissymétrie sont accentuées par le vécu ou les représentations sociales du soignant et du patient. Le soignant se doit de respecter la différence en s'attachant à corriger la dissymétrie. Il y arrive en ne réduisant pas celle-ci et celle-là à son seul avantage ou en créant une froide distance. Il s'agit pour le patient et surtout le médecin, de partir d'une divergence pour arriver à une certaine complémentarité au service du projet de soin. Le soignant joue un rôle primordial pour l'accomplissement de ce projet ; il doit soutenir, responsabiliser, émanciper le patient. Il le fera en se rappelant qu'il n'est pas un maître absolu, mais un serviteur qui sert en douceur.

L'information du patient et l'empathie dont le soignant doit faire preuve jouent ainsi un grand rôle et doivent compléter les aspects techniques des soins au profit du patient, pour *« le libérer de la maladie, de la médecine, du médecin »*[44]. Le but poursuivi étant de promouvoir chez le patient une estime de soi par opposition à la situation qui entretient sa dépendance, sa régression ou qui va dans le sens de porter atteinte à sa dignité.

Plus que toute autre personne, le soignant doit cultiver l'altruisme, c'est-à-dire cette attention portée à l'autre et qui est utile pour établir un bon diagnostic (recueil des symptômes et des signes) autant que pour comprendre la sensibilité du patient, ses craintes, ses attentes.

Rappelons d'ailleurs aux médecins ou futurs médecins (du jeune carabin rêvant d'une brillante carrière professionnelle au grand professeur de classe exceptionnelle à la carte de visite enviable) que *« docteur »* vient du latin *docere* qui signifie instruire, enseigner. Cela peut avoir le mérite inestimable de montrer que ce qui fait la beauté du métier ce n'est pas simplement l'adresse technique, les connaissances scientifiques ou l'aura sociale. La proximité envers le patient, le souci d'informer juste, la gentillesse et l'humanité ne sont pas moins essentiels. Le médecin ayant compris cela ne va pas abuser de ce qui s'apparente à un

---

[44] Bernard Hœrni, *op. cit.*

pouvoir, mais qui est en réalité une belle et noble mission qui lui a été confiée par la société. Ne pas le comprendre expose à des errements majeurs. On peut ainsi imaginer qu'aucun médecin ne cherche à tuer physiquement son malade, sauf à être si mauvais à tout point de vue qu'il en devient plus dangereux pour la société que les malfrats de la pire espèce. Mais combien de fois un soignant a-t-il pu tuer symboliquement par manque de respect ou d'écoute ou, pire encore, à se limiter à soigner les pauvres à hauteur de leurs maigres bourses, aidé en cela, dans nos pays, par des politiques sanitaires qui se moquent de plus en plus de la charité ? Évidemment, on peut craindre que dans ce dernier cas, le meurtre symbolique soit entaché d'un meurtre physique.

Mais là aussi, il convient d'aller au-delà des concepts : en droit, la personne est un être qui jouit de la personnalité juridique, ce qui la différencie d'une chose. Le médecin a ainsi affaire à des personnes, dans l'acception juridique du terme, qui ont le droit d'accepter ou de refuser les soins qui leur sont proposés après information. Or, il arrive que cette personne prise dans le sens juridique du terme ait la perception d'être traité comme une chose. L'éthique du soignant consiste à lutter contre cette réification de la personne en affirmant sa dignité. En le faisant, il respecte sa propre humanité de soignant : ainsi, le respect que nous vouons à autrui – notre patient ou sa famille en l'occurrence – exprime le respect de l'humanité qui est en nous-mêmes. Un acquis qu'il faut savoir préserver car *« pour être inhumain, il faut être humain »*, ce qui est un combat de tous les jours, de tous les instants.

Pour mener à bien ce combat, il faut d'une part reconnaître que le patient est un être autonome, et d'autre part s'attacher à aider ceux qui ont une autonomie réduite par la maladie ou par toute autre situation. La relation doit ainsi permettre à chacun de comprendre la différence tandis que l'estime réciproque que le médecin et le patient ont su tisser tend à corriger la dissymétrie.

3. Garder la bonne distance

Bien entendu, si le soignant et le soigné ne doivent pas se mettre à une distance trop importante l'un de l'autre (il faut maintenir une « juste présence »)[45], ils ne doivent pas non plus tomber dans un rapprochement excessif qui pourrait nuire au médecin et à la qualité des soins (cas des amis, frères, sœurs, cousins, tantes, condisciples...).

Dans notre contexte où le système peine à assurer sa mission à cause d'une référence et d'une contre-référence encore mal structurées, l'un des premiers réflexes des populations est d'appeler le parent, l'ami, la connaissance influente pour accéder à un praticien qui devient ainsi la chaîne de soins à lui tout seul : on s'agrippe à lui comme à une bouée dans le marigot trouble auquel ressemble souvent notre système de soins et plus particulièrement nos hôpitaux publics. C'est à lui qu'on s'adresse pour faire les analyses de sang, pour rapprocher un rendez-vous et pour faire pression afin de faire admettre en hospitalisation un proche parent. Les rendez-vous sont ainsi pris lors des baptêmes et les funérailles, parfois même *« au pied de la tombe fraîche du défunt »* s'indignait un médecin qui n'en revenait pas d'être sollicité au moment où les derniers grains de sable recouvraient le corps de son regretté cousin.

Ainsi, les proches sont souvent vus en priorité au grand dam des patients venus parfois de loin, attendant patiemment que le soignant ait fini de s'occuper des membres du clan. *« Je suis fier de mon neveu, il me fait toujours passer en premier lorsque je viens en consultation »* entend-on souvent. Les soignants ne

---

[45] Emmanuel Hirsch, *L'éthique au cœur des soins, un itinéraire philosophique*, Paris, Éditions Vuibert, 2006, 216 pages.

devraient pas être fiers de tels éloges qui témoignent qu'ils font fi du respect des autres. Même si notre société est ainsi faite ce sont là des maux à combattre. Il s'agit aussi du plus bel aveu que nous n'avons pas encore su construire un bon système de soins, système signifiant *« un ensemble structuré, organisé en fonction d'un but »,* ce qui suppose un minimum de cohérence entre les différents maillons de la chaîne. Le soignant devrait être certes un maillon important d'une chaîne bien agencée, mais il ne saurait se substituer à l'essentiel des chaînons. Son absence ne devrait pas signifier pour le parent ou le co-disciple religieux la difficulté à se faire soigner convenablement.

Si l'engagement humaniste du soignant doit être vécu comme un impératif, un acte inconditionnel, inaliénable, évitons de croire que ce dernier doit être toujours dans la posture héroïque ou sacerdotale qui fit la grandeur de la médecine à certains moments de son histoire. Les légendaires Albert Schweitzer[46] et Florence Nightingale[47] font encore rêver et ont posé des actes fondateurs qui ont inspiré des générations de soignants : si certains de nos contemporains peuvent en avoir encore l'étoffe, la grande masse a juste besoin d'avoir une éthique plus conforme à l'exercice de leur profession. Ne cherchons donc pas à produire des soignants qui seraient des rats de la médecine presque indispensables à la bonne marche de nos structures de soins dont ils seraient les béquilles ou les cautères au péril de leur vie privée et de leur santé. Faisons plutôt en sorte que le système sanitaire offre, en toutes circonstances, un service de qualité qui transcende les individus ; ces

---

[46] Célèbre médecin alsacien qui construisit un Hôpital à Lambaréné (Gabon) et prix Nobel de la paix, Albert Schweitzer est surtout connu pour son action humanitaire au service des populations de l'Afrique équatoriale.

[47] D'origine britannique, Florence Nightingale est considérée comme la pionnière des soins infirmiers modernes.

derniers ont certes leur part de responsabilité, mais ne doivent être que des acteurs jouant pleinement leur rôle. Nous devons travailler à construire un vrai système de soins (système de référence adapté, bonne organisation des gardes et astreintes…) qui ne laisse place à aucune informalité et à aucune anarchie car il y a lieu de prendre en compte la santé du soignant et son équilibre qui sont essentiels à l'exercice convenable de son métier. Il a droit à des loisirs, à une vie de famille, à son intimité sans être interpellé directement pendant ses heures de repos, ses congés comme il est d'usage dans nos pays. En outre, soigner les intimes, ceux qui ont le plus facilement accès à nous, en même temps qu'il participe à exclure ceux qui ont le plus besoin de nos services, fait courir le risque de réduire la distance entre le soignant et le patient, la ramenant à une portion congrue compromettant une relation adaptée à la situation de soin. Être présent, lorsqu'il le faut, pour soigner au mieux est certes important, mais il est tout aussi utile à la qualité des soins et à l'équilibre du soignant de garder une certaine distance, une bonne distance ou plutôt la présence (juste) nécessaire.

Bien entendu, il s'agit là d'un élément culturel à prendre en compte car s'opposent ici la logique communautaire qui apparait comme un principe sacro-saint de nos sociétés et la posture de distance permettant le respect de l'éthique et de la déontologie du soignant.

4. Accueil, écoute et communication

Une bonne relation de soin repose évidemment sur une écoute adéquate, une communication adaptée et, avant tout, un bon accueil. Or l'accueil dans nos structures de soins n'est pas la moindre des nombreuses tares qui y ont élu domicile.

Avez-vous tenté une fois d'appeler au téléphone une structure de soins (ou tout autre service de l'administration d'ailleurs) ? Vous avez de solides chances (ou malchances), après plusieurs tentatives, de tomber sur une voix rude ou fielleuse : *« Allo ? Quoi, qu'est-ce qu'il y a ? Ouais, mais rappelez une autre fois waay, on est occupé ! ».* Si vous tardez à raccrocher, vos oreilles sensibles pourraient être sérieusement écorchées par le bruit sec suivi du bip incommodant produit par votre interlocuteur probablement pressé d'aller siroter son thé avec sa bande de copains oisifs. Si de guerre lasse, vous vous déplacez dans la structure, vous courez le risque de tomber sur quelques personnages peu amènes, les uns renversés sur un sofa en mâchouillant un chewing-gum ou en crachant des éclats de cola, les autres, tête baissée, grommelant les informations qu'ils sont censés vous fournir s'ils ne vous découragent pas tout simplement, par un regard suicidaire, à perturber leur séance de lecture de la presse quotidienne. Les plus « tendance », les uns la cravate nouée sévèrement autour du cou, les autres, le décolleté et le maquillage bien en vue vous répondent dans un français amphigourique qu'ils s'appliquent à articuler comme, croient-ils, Molière l'aurait fait, en oubliant que la star c'est bien vous l'usager et qu'eux doivent être dans la posture du serviteur. Une noble posture pour qui sait se comporter avec respect. Bien sûr, ils ne sont pas vraiment méchants et peuvent être capables de gentillesse comme cette dame qui vous foudroie d'un roulement d'yeux assassins, la grimace figée dans un rictus agressif, mais dont le visage s'éclaire dès qu'elle aperçoit sa parente, son amie, quelqu'un de sa tribu avec qui elle prend du plaisir à palabrer en riant aux éclats… pendant que vous rongez votre frein.

L'accueil est essentiel. Il procède de la dimension éthique et ne doit pas, à ce titre, être vu comme une trouvaille du marketing apte à ferrer le client. Il est indissociable de la qualité des soins et permet d'établir la relation de confiance essentielle au projet de soin : *« Pour bien soigner un malade, il faut commencer par soigner le langage qu'on lui adresse »* comme le rappelait Bernard Hœrni. Or les écueils à un bon accueil sont nombreux dans nos structures de soins.

1. Les formalités sont longues et difficiles et on devrait travailler à les simplifier en se fixant des objectifs sur les délais d'attente tout en s'inscrivant dans un processus d'amélioration continue.

2. L'orientation est difficile et les files d'attente se forment dans des salles parfois mal aérées où manque souvent le mobilier adéquat ; ceci est une épreuve pour tout patient et encore plus pour les personnes âgées ou handicapées.

3. Un service continu de qualité est difficile à obtenir ; certains sont en pause pendant que la consultation se poursuit, alors qu'un réaménagement des horaires de travail aurait pu permettre un meilleur service : pour s'en convaincre, il suffit de regarder la foule du matin et le désert de l'après-midi pendant que la nuit obscure voit se profiler une multitude d'urgences qui se débattent entre les mains d'une équipe réduite et dépassée.

Aux insuffisances de l'accueil, s'ajoute un manque criard d'écoute. Cet aspect est négligé dans nos structures de soins et écoles de formation. La massification des effectifs des apprenants limite davantage le contact avec les patients : interroger, examiner, récupérer la biologie du patient, lier connaissance avec sa famille, exprimer son humanité sont des opportunités qui se perdent pour les étudiants en médecine et les élèves des écoles de formation en santé. Cela se traduit par un manque d'empathie de la part des médecins ou futurs médecins qui, plus passionnés par la réparation de la machine humaine, laissent le champ de l'écoute et de la communication aux charlatans dont le moins qu'on puisse dire est qu'ils connaissent très bien la psychologie de leurs concitoyens.

Les conditions de travail constituent une autre contrainte à une bonne écoute. Les soignants sont épuisés autant par le nombre important de malades, la mauvaise organisation, que par les tâches futiles auxquelles ils sont soumis malgré eux (chercher de l'alcool, du fil de suture, des gants, un perfuseur ou un bocal vide pour réaliser une ponction d'ascite [48] sont ainsi des occupations héroïques qui ne devraient pas être dévolues à des médecins qui ont bien d'autres missions à accomplir…) ; ils en arrivent à perdre un temps considérable, lequel devient alors une contrainte qui bride leur humanité. Assez souvent, des médecins ne disposent pas d'un secrétariat structuré ou même d'une ligne téléphonique permettant d'organiser les rendez-vous. C'est sur leur téléphone portable que leurs consultations sont organisées (ou plutôt désorganisées).

Un autre corollaire est la « chosification » du malade qui, devenu objet, n'a pas de secret à garder, de pudeur à protéger, de gêne à exprimer. Le toucher rectal, si intime, est réalisé en salle commune de même que l'interrogatoire sur la vie privée ; même les formateurs oublient l'homme pour ne s'intéresser qu'au beau diagnostic ! Et ils sont naturellement suivis par leurs étudiants qui ont du mal à aller au-delà de cette chose (in) humaine à explorer pour la satisfaction intellectuelle. Ils ont entendu un B3[49], réalisé leur premier toucher vaginal, vu leur première tumeur rénale à l'échographie, voilà ce qui compte le plus !

La massification des effectifs d'étudiants vient aggraver le mal : l'innovation trouvée par certains encadreurs est de multiplier les enseignements en salle de cours lors des stages supposés être pratiques, d'autres s'emploient à faire passer une dizaine d'étudiants au lit d'un patient afin de palper son foie cirrhotique ou de percuter sa plèvre gorgée

---

[48] Présence anormale d'eau dans le ventre.
[49] Bruit entendu à l'auscultation du cœur.

d'exsudats. Chaque apprenant a ainsi quelques minutes pour accrocher à son tableau de chasse un signe ou un syndrome. Mais le temps est trop court pour tisser une relation humaine : le patient devient donc un gros foie, une grosse rate, un ictère et seulement accessoirement une personne humaine. Ne parlons guère de ces étudiants qui s'entassent dans les couloirs, se cachent dans une salle pour réviser les cours théoriques ou se promènent dans l'hôpital (c'est le fameux tourisme hospitalier)… ou en dehors.

Le patient devient ainsi une machine au milieu de soignants et de leurs vraies machines dont certaines s'apparentent, dans les pays africains, à des reliques tant elles semblent provenir de l'époque silurienne.

L'infantilisation du patient est un autre corollaire dangereux de la mauvaise formation des soignants et du manque d'écoute et de communication : que dire, comment le dire aux patients sans le prendre comme un être incapable de comprendre, de penser, de s'approprier son projet thérapeutique ? Cela s'apprend et ne s'acquiert pas toujours par l'expérience, contrairement à une idée reçue !

L'apprentissage de la communication est donc une partie essentielle de l'acte de soin. N'y étant pas formés, les soignants commettent toutes sortes d'erreurs de communication : les ambiguïtés du langage exprimé souvent dans un jargon incompréhensible, la différence des connaissances rendant le patient impuissant et dépendant vis-à-vis du soignant qui occupe la posture dominante, la communication inquisitrice et unidirectionnelle (le praticien s'exprime comme le [mauvais] maître le ferait vis-à-vis de son élève sans se soucier du niveau de celui-ci), les travers du comportement non verbal ou inconscient du soignant très observé par le patient et dont la moindre grimace peut être source frayeur. Les erreurs ne s'arrêtent pas là : parler au patient hospitalisé en s'arrêtant au seuil de la chambre, montrer qu'on est pressé en regardant sa montre pendant que le patient explique son mal, tripatouiller son téléphone au moment où le malade gémit.

Évidemment, la pression du temps et l'atmosphère peu propices de nos structures de soins (peur aggravant l'état émotionnel du patient, refoulement et répression utilisés comme des mécanismes de défense visant à se barricader pour éviter des informations qui l'inquiètent) laissent peu de place à l'écoute, cet art de se taire et de s'enquérir de ce que ressent l'autre avec respect. Le patient se tait, non pas parce qu'il n'a rien à exprimer, mais se réprime parce qu'il ne se sent pas écouté.

N'oublions pas – et ceci s'adresse surtout aux grands praticiens souvent pressés – ce que disait René Leriche, un des plus grands chirurgiens de son temps : *« Tout malade est en proie à une obsession. Psychologiquement, humainement, nous lui devons notre temps »*[50].

5. De la nécessité d'une prise de conscience

L'écueil principal auquel se heurte la relation soignant-patient est la formation et l'information nécessaires à une prise de conscience salutaire. Un travail réalisé par Mintou Fall Sidibé auprès de 39 praticiens sénégalais (médecins, sages-femmes, infirmiers) en dit long sur l'immense tâche à accomplir pour un éveil à l'éthique et à la sauvegarde du droit des patients[51].

Lorsqu'il leur est demandé s'ils sollicitaient le consentement du patient ou de ses proches avant une décision médicale importante, aucun soignant ne répond *« oui »*, la majorité (soit 30) répond *« non »* et quelques-uns

---

[50] *In* Constantino Landolo, *Guide pratique de la communication avec le patient, techniques, art et erreurs de la communication*, Paris, Masson, 2006, 192 pages.

[51] Mintou Fall Sidibé, Les droits du patient, Thèse de Doctorat d'État en Droit Public, Université Cheikh Anta Diop de Dakar, 2009, 381 pages.

(soit 9) prononcent un embarrassé *« quelquefois »*. Le refus des soins courrouce le soignant démiurge ; ainsi, la majorité (soit 28 des enquêtés) le perçoit mal contre une minorité (5 seulement) qui accepte ce fait sans répercussions négatives sur ses relations avec le patient. Il reste les 8 qui répondent avec un *« quelquefois »* de la mauvaise conscience. Une information claire est rarement fournie aux patients ; seuls 3 praticiens disent s'y conformer alors que 14 autres répondent *« non »* sans ambigüités et 22 restent dans le flou des informations occasionnelles données *« quelquefois »* seulement. Ceci expliquant cela, la majorité des soignants (soit 35 sur les 39), n'acceptent pas que les patients et leurs proches participent à la décision médicale.

La dernière question portant sur les connaissances des principes d'éthique montre qu'il n'y a guère que trois types de soignants, qu'on pourrait hélas loger à la même enseigne : ceux qui ne savent pas ce qu'est l'éthique, ceux qui en formulent mal les principes et ceux qui se contentent d'en formuler un ou deux !

Une enquête plus récente réalisée à Dakar[52] confirme les résultats de l'enquête de Mintou Fall Sidibé : seuls 44 % des prestataires de soins pensent qu'il est nécessaire d'obtenir le consentement des patientes avant de faire un examen vaginal. De même, une majorité de 62,5 % des soignants jugent inopportun que les futures mères soient autorisées à choisir les soignants devant les assister pendant l'accouchement.

Il nous faut donc aborder dans nos structures de soins les questions éthiques et faire évaluer par les usagers les progrès enregistrés (boîte à idées, enquête de satisfaction...)

---

[52] Nafissatou Diop, Babacar Mané, Fatou Bintou Mbow, Ababacar Thiam, 2013, Étude exploratoire des soins respectueux aux femmes fréquentant les services de santé de la reproduction dans deux centres urbains principaux du Sénégal – Résultats de l'étude dans les sites. » Dakar : Population Council.

tout en tenant des rencontres régulières permettant d'évaluer la qualité de l'accueil et de proposer des corrections (ces rencontres peuvent se faire à l'occasion des staffs médicaux, des réunions des amicales, associations religieuses ou syndicales). Il ne s'agit donc pas de s'arrêter à ces kiosques érigés à l'entrée de la structure de soins ou au recrutement d'hôtesses élégamment vêtues que les usagers ne songent d'ailleurs pas toujours à solliciter préférant s'adresser au personnel en blouse qu'ils assimilent plus facilement à des travailleurs de la santé.

L'objectif est d'amener tous les acteurs de nos structures de soins à être attentifs à la personne qui peine à marcher dans la cour de l'hôpital, au patient qui gémit sur son lit ; chacun doit s'attacher à prendre du temps pour soulager l'angoisse d'un être devant la maladie, et évidemment, à ne jamais le rabrouer.

CHAPITRE III

L'HÔPITAL-ENTREPRISE

On aurait tant aimé que l'hôpital public ressemblât à un sanctuaire, un asile (*asulon* en grec, le refuge sacré) où s'expriment avant tout l'équité et la solidarité.

Il semble que l'hôpital devenu entreprise ait plutôt fait de la rentabilité son crédo. Même si l'on s'en défend du bout des lèvres, les administrateurs des hôpitaux publics africains, et de plus en plus de soignants, pensent davantage à ce que les soins rapportent en espèces sonnantes qu'en terme de qualité de soins. Il y a ainsi les bons et les mauvais malades : les premiers, solvables et atteints de maladies génératrices de revenus, permettent d'équilibrer les comptes et un retour sur investissement (patients nécessitant plusieurs analyses biologiques, des scanners, des échographies, une intervention chirurgicale ou un traitement instrumental assez onéreux pour une rentabilité optimale) ; les seconds sont désespérément pauvres ou appauvris par les soins, et pire encore sont atteints d'une maladie chronique qui les plongent dans une agonie dont on ne peut tirer grand-chose. Les premiers sont dans des cabines privées ou VIP (c'est le terme consacré dans certains hôpitaux), tandis que les seconds sont jetés dans d'infectes salles communes.

Les aspects matériels et financiers, les courbes soulignant les performances ou les contre-performances sont ainsi devenus les principales boussoles de la médecine africaine moderne.

En France, la tarification à l'activité ou T2A est en vogue : chaque hôpital est financé en fonction de son activité. Les maladies nécessitant une hospitalisation longue et coûteuse étant peu rentables, certains hôpitaux rechignent à admettre une deuxième fois les patients atteints de telles affections. André Grimaldi résumait le drame de ce mercantilisme à la française en une triste formule : dans l'hôpital-entreprise, *« la mort trop rapide et la mort trop lente ne sont pas rentables »*[53].

Dans plusieurs pays africains, le système d'information médicale est défaillant et le contrôle des hôpitaux échappe souvent aux autorités sanitaires. Dans ces hôpitaux fonctionnant comme des locomotives mal amarrées au reste du système de soins, la T2A aurait du mal à se structurer. Mais la logique qui sous-tend cette dernière est présente grâce aux prosélytes du profit, version africaine.

En col blanc, cravate ultralibérale autour du cou, le cœur bridé par les formules, des fondamentalistes de la rentabilité à tout prix sont venus nous dire le type de société qu'il nous faut, et par ricochet, le système sanitaire qui va avec.

Leur discours est peuplé de mots si peu empreints de la charité qui a donné le nom d'hôpital à ce que furent les hospices dont la fonction essentielle était de soulager la souffrance humaine dans un généreux élan de solidarité. Nous nous éloignons ainsi de plus en plus de l'esprit qui fonda *hospitium,* la maison des hôtes cultivant l'hospitalité et les valeurs qui y sont attachées.

Augmentation de la production, tarification à l'acte, parts de marché, marketing. Voici donc le nouveau lexique de l'hôpital. Dépenses, recettes, équilibres, clients en chair et en or (et non en chair et en âme – les deux mamelles de la médecine) sont devenus les principales préoccupations des administrateurs des hôpitaux – ou la plupart d'entre eux.

On fait ainsi recours aux bonnes vieilles recettes de la communication (qui se rapproche parfois de la propagande) pour mieux vendre l'entreprise : certains hôpitaux

---

[53] André Grimaldi, *L'hôpital malade de la rentabilité*, *op. cit.*

investissent beaucoup d'argent pour vendre leur image à un moment où le laboratoire ne fonctionne pas, le scanner est en panne, les chasses des toilettes sont défectueuses, les draps propres manquent cruellement, le patient devant se résoudre à dormir sa troisième nuit sur le même morceau de tissu souillé de sang et d'urines.

La bataille entre syndicats et directions occupe les médias sur des revendications salariales, certes souvent justifiées, au moment où les patients et leurs familles souffrent le martyre.

Et puisque l'hôpital a revêtu les atours d'une entreprise, quoi de plus étonnant que le discours syndical soit le même que pour toutes les entreprises : la grève est utilisée pour bloquer l'outil de production (arrêt des soins générateurs de revenus, rétention d'information à la fois pour gêner la politique de santé et pour contrarier les financements provenant des bailleurs de fonds…) ; on est ainsi loin du sanctuaire où se joue la vie et la mort. L'homme – pardon, le client - n'est plus ni moins qu'une marchandise.

Bien entendu, puisqu'on pense rentabilité en oubliant la qualité des soins, on distingue des services ou actes *« vaches à lait »* - j'emprunte la formule à un directeur d'hôpital - tels que les services d'aide au diagnostic (laboratoire, radiologie, geste de haute technicité, certains types de chirurgie…) et les services ou activités qui ne rapportent que très peu financièrement parlant (réanimation lourde, prévention, soutien psychologique). On oublie ainsi qu'un hôpital est un tout avec des services traitant de problèmes différents, mais complémentaires. Le travail difficile du psychologue ou de l'infirmière pour accompagner un patient en fin de vie est on ne peut plus important, même s'il n'est que peu rentable financièrement ; le nursing d'un grabataire frappé par la paralysie peut être très long, fastidieux et très peu lucratif, mais tout aussi essentiel. Ces activités devraient être encouragées parce qu'elles sont indissociables de soins de qualité autant qu'elles procèdent de l'humanisation de nos structures sanitaires. Si vous voulez les développer sans prouver qu'elles rapportent – ou, pire, si on imagine qu'elles pourraient même être déficitaires - vous risquez de hérisser les cheveux du financier et même de l'assistant social dont le rôle dans beaucoup de nos hôpitaux s'apparente désormais plus à celui d'un agent de recouvrement qu'à celui d'un travailleur social pétri des vertus d'entraide et de solidarité. Nous sommes à l'ère du capitalisme pragmatique et utilitaire. On compte ! Albert Einstein (Dieu sait s'il savait compter !) nous instruisait pourtant que ce n'est pas que ce qu'on compte qui compte ; ce qui est une invite à plus d'humanité dans tout ce que nous faisons.

Puisqu'on cherche du profit, et dans la mesure où la carte sanitaire n'est pas si bien définie du fait d'une pyramide sanitaire manquant encore de cohérence (le système de référence et contre-référence est plus qu'approximatif et un centre de santé peut être mieux équipé dans certains cas qu'un hôpital de référence), il est difficile de savoir quel type d'activité est effectivement réalisé à chaque niveau de la pyramide. L'esprit d'entreprise aidant, on se retrouve avec des hôpitaux de niveau 3 qui concurrencent les structures périphériques en se ruant par exemple sur la cure de hernies ou les circoncisions qui auraient pu être prises en charge en amont et désengorger ces grands centres. Mais cela induirait une intolérable perte de part de marchés vous rétorqueront les prosélytes de la haute finance et autres apôtres du business médical.

Dans la mesure où la tendance est à la politique de gratuité pour les enfants de moins de 5 ans, pour les plus de 60 ans ou pour les césariennes sans une compensation par une politique de subvention adéquate, certaines structures ne rechignent pas à se débarrasser de ces clients si peu rentables : ainsi, telle femme enceinte en attente d'une césarienne sera renvoyée d'une structure de soins faute de place comme ce sujet âgé se verra fixer un rendez-vous bien trop lointain afin de le dissuader de venir se faire suivre dans un hôpital qui n'en tirerait que très peu profit.

Qui dit entreprise, dit productivité et dit aussi dividendes versés aux employés sur la production. Il en est ainsi des ristournes au personnel sur les actes : au Sénégal, 25 % de ce que les praticiens produisent doit leur revenir avec un plafond défini par chaque structure de soins. Si l'on reste dans la logique du bel esprit capitaliste, cette mesure devrait permettre de fouetter la production, l'argent étant le principal carburant du moteur humain, ont dû se dire les concepteurs du principe des ristournes. Cela paraît logique, étant donné les valeurs promues par notre belle époque éclairée par l'implacable bon sens matérialiste.

Mais voyons quel en est le résultat. D'abord une injustice : vous pouvez beaucoup travailler et être compétent, mais si vous exercez dans un secteur frappé du péché de la non-rentabilité, vous n'aurez jamais à bénéficier de la ristourne. Ensuite, le pari de la rentabilité n'est pas forcément gagné avec un pareil système : certains n'ayant pas droit à la ristourne sur les actes se refusent d'être les victimes expiatoires du système et font le service minimum à l'hôpital. Ils iront ensuite écumer les cliniques privées où leur travail sera bien rétribué ; même ceux qui ont droit à la ristourne peuvent atteindre rapidement le plafond et aller monnayer leurs juteux talents ailleurs. On pourrait y ajouter les conflits d'intérêts qu'un système pareil, lorsqu'il est mal contrôlé, peut produire : je fais une échographie et d'autres examens peu utiles à la prise en charge du patient, ou je réalise une césarienne (si elle n'est pas gratuite) là où un accouchement par voie basse devrait suffire.

De plus, les ristournes doivent être payées même si l'hôpital est déficitaire, obérant ses possibilités d'investissement pour améliorer le service rendu aux patients et même la productivité : on est à jour sur les ristournes au moment où le laboratoire ne dispose pas de réactifs qui auraient coûté la moitié de la somme allouée à ces avantages.

La course vers l'argent a bien entendu pour autre conséquence le développement d'une activité libérale parfois sauvage au mépris de la loi (très peu respectée en l'occurrence) et des intérêts de l'hôpital public ; pour s'apercevoir de la désaffection des hôpitaux, faites-y un tour les après-midi : l'activité y est divisée de moitié. Je sais que quelques Professeurs prétexteront qu'ils sont en ce moment précis à l'université, absorbés par les éminentes tâches académiques. Ils ont parfois raison, mais soyons honnêtes, un bon nombre d'entre eux est dans l'activité bien plus prosaïque du *Kolobane*[54].

Un autre corollaire parmi les plus dommageables de cette course vers la ristourne et l'enrichissement à tout prix reste la mort programmée de l'esprit d'équipe. On crée ainsi des différences notables de rémunération entre des praticiens d'un même hôpital ayant les mêmes diplômes et la même qualification. Tout aussi grave, au sein d'une même équipe, des praticiens mènent leurs activités en solitaire, les moins consciencieux vont jusqu'à utiliser des rabatteurs pour réorienter les patients à leur propre profit dans leurs cliniques et cabinets privés parfois érigés sans tenir compte des lois et règlements.

Certains praticiens préfèrent ainsi rester des vacataires dans plusieurs structures de soins plutôt que de se mouvoir dans une équipe où s'exprimerait la complémentarité. Ainsi, rassembler à certaines heures de la journée plusieurs membres d'une équipe ou plusieurs spécialistes afin d'optimiser la prise en charge du patient ressemble dans

[54] Nom donné au Sénégal à l'activité privée sauvage des agents de santé.

certains hôpitaux à une gageure. Et pourtant, travailler en équipe est si essentiel en médecine tant il est vrai que démêler un écheveau diagnostique ou traiter de façon optimale une affection nécessitent souvent l'éclairage d'autres confrères. En effet, la médecine est une affaire d'équipe ou n'est pas de qualité : le radiologue n'est pas un photographe qui ne traite que d'images, le chirurgien n'est plus le barbier maniant avec dextérité le scalpel pas plus que le cardiologue n'est un simple électricien ou plombier. Se mettre autour d'une table, réfléchir sur le dossier d'un patient et prendre une décision collégiale est l'attitude la plus sage que des soignants peuvent avoir dans l'intérêt du patient. Hélas, les staffs au sein des hôpitaux voire au sein des équipes se font si rares.

Tout ceci nous rappelle que les règles de l'éthique ne sauraient être bafouées : la recherche d'une rentabilité se moquant du respect de certains principes peut devenir contre-productive ; tenter de s'enrichir est une chose qu'il serait malvenu et démagogique de blâmer, le faire en oubliant l'esprit d'équipe et le sens du devoir nécessaires à l'exercice médical en est une autre que chacun devrait s'interdire. Rappelons-nous donc du serment prêté le jour de la soutenance de thèse, mais surtout souvenons-nous de notre responsabilité, celle-là même qui interpelle notre conscience. La logique mercantile nous amène à nous moquer de la charité, à ne plus soigner en tenant compte des connaissances scientifiques actuelles ou encore à prodiguer des soins à la hauteur de la bourse du patient. Le basculement dans cette logique a parfois ses origines dans le dénuement matériel des soignants. Des médecins ont longtemps été frustrés par leurs revenus modestes qu'à leurs yeux rien ne justifie : les études médicales sont parmi les plus longues et les plus difficiles, le travail du médecin est si contraignant que parfois sa vie de famille et son équilibre personnel s'en trouvent menacés. Ces soignants peuvent considérer qu'aucune responsabilité ne saurait dépasser la leur, eux qui s'occupent au quotidien de la santé des personnes.

On ne peut que leur donner raison tant les salaires de misère du personnel soignant ont longtemps semblé défier toute logique et même la décence. Il est arrivé que des médecins après de longs et loyaux services au bénéfice des patients peinent à acheter une ordonnance pour leur propre enfant atteint de bronchite. De là, ils se sont dit *« plus jamais cela »,* plongeant dans une activité privée sauvage qui leur fait délaisser la structure publique où ils sont pourtant rémunérés.

D'autres, de plus en plus nombreux, n'ont pas attendu la frustration de l'ordonnance au-dessus de leurs moyens : c'est durant leur formation médicale, et souvent au détriment de celle-ci, qu'ils ont basculé dans un exercice privé sans retenue. Ils ont très vite épousé les valeurs triomphantes de la société : ce qui paraît désormais indigne, c'est de ne pas pouvoir construire une belle maison, de ne pas rouler dans un bolide, d'être incapable de faire accoucher sa femme en Amérique et de ne pas pouvoir inscrire ses enfants dans une colonie de vacances en Europe ou en Afrique du Nord après avoir éprouvé les plus beaux hôtels des plus chics stations balnéaires du pays.

Évidemment, la société ne peut pas investir les soignants d'une mission aussi importante et feindre que ceux-ci joueront consciencieusement leur rôle en étant démunis. Il est aisé de démontrer qu'avec leurs revenus actuels, les médecins, les infirmiers et les sages-femmes du secteur public en Afrique peinent à assurer la survie quotidienne, payer l'eau, l'électricité ou le loyer et on imagine mal qu'ils puissent songer à faire des économies ou se mettre à l'abri dans une maison qui serait la leur.

Mais la précarité matérielle ne saurait être l'excuse à la ruée vers l'activité privée sans retenue jurant souvent avec les règles éthiques et la déontologie. Galien nous instruisait déjà que le médecin *« ne doit pas être esclave d'une soif de richesse, des appétits de son ventre ou de son bas ventre »*[55]. De façon plus actuelle, on pourrait traduire cette vérité par la nécessité d'une indépendance financière du soignant et bien entendu d'un meilleur contrôle de ses pulsions.

Le soignant doit prendre conscience que son rôle est si essentiel dans la société que la rétribution matérielle ne saurait suffire à en être la compensation. *« Ne confondez jamais la performance qui est grande avec la compensation qui est triviale, que ce soit de l'argent, de la puissance ou de la renommée »* [56]. Ceci est vrai, mais il serait démagogique et même vain d'oublier qu'il faut un minimum pour vivre (voire survivre) dans nos sociétés où l'argent est devenu si capital. D'autant plus que beaucoup se sentent si peu investis de l'âme des martyrs.

Les soignants doivent donc poser ce débat sans faux-fuyant, car l'indépendance financière est nécessaire pour qu'ils puissent jouer leur rôle sans avoir recours à des actes répréhensibles tels que la corruption.

Le combat sain et légitime pour la revalorisation de la fonction de soignant est une chose ; se laisser choir dans la recherche effrénée du gain en est une autre qui n'en est pas moins inadmissible. Il s'agit d'une attitude qui n'est ni plus ni moins qu'irresponsable : un refus de répondre à l'autre, à la société, et aux lois qui sont ainsi bafouées. Bien entendu, il s'agit aussi d'une violation du serment initial.

Combattons donc le mercantilisme qui nous pétrifie dans un triste immobilisme et exacerbe les conflits d'intérêts : les travailleurs réclament leurs primes, certains administrateurs

---

55 *In* Bernard Hœrni, *Éthique et déontologie médicale, op. cit.*

56 *In* John Willis Hurst, *Le cœur*, 1984, Paris, Éditions Masson, 1871 pages.

guettent les dividendes tirés des marchés occultes, des docteurs et professeurs s'intéressent davantage à leur activité privée qui n'est pas toujours orthodoxe. Trouvons le juste milieu pour permettre aux soignants de vivre de leur métier tout en servant fidèlement la noble mission qui leur est confiée. Il semble évident qu'il faut revoir la rémunération des soignants et les textes sur l'exercice libéral de la médecine, textes que très peu de praticiens respectent réellement. On peut les comprendre sans toujours les exonérer.

Essoufflement des valeurs, mort programmée du secteur public

On voit ainsi que de plus en plus, l'intérêt devient plus matériel que moral ; la quantité des revenus prend le dessus sur la qualité des soins. L'hôpital universitaire de référence représente la forme floride de la maladie et risque de ressembler de plus en plus, si on n'y prend garde, à des mouroirs où quelques étudiants s'essaient au métier. En effet, les ruines de l'hôpital public sont bien plus qu'une menace et elles constituent le terreau le plus fertile de la médecine privée. On aurait préféré que les deux secteurs progressent ensemble dans une bénéfique complémentarité. Hélas, force est de constater que de même que l'école publique est en lambeaux dans plusieurs pays africains, une autre mamelle de la République, la santé, très malade, peine à se redresser. Ceci est la preuve qu'une vraie démocratie économique et sociale (système de prévoyance sociale permettant aux citoyens d'accéder à l'école, à la santé, aux moyens d'existence, octroi d'une retraite permettant aux personnes âgées de vivre dignement) reste à construire en Afrique. Ceci est bien évidemment l'affaire de tous. Ne blâmons donc pas trop les soignants ou les administrateurs des hôpitaux à qui n'incombe pas toute la responsabilité ; loin s'en faut. On peut presque comprendre ceux qui dirigent les hôpitaux : une entreprise doit être viable. Coincés entre le marteau de l'État peu soucieux de ses responsabilités (ou incapable de les assumer) et l'enclume des travailleurs qui revendiquent (peut-on vraiment leur en vouloir ?) salaires et accessoires de salaires, les administrateurs de nos structures de soins tiennent la barque comme ils peuvent, souvent au détriment de la qualité des soins (des syndicats de malades n'existant pas encore !). Ceci produit dans plusieurs pays africains ce monstre hideux appelé hôpital public où on peine à panser les plaies en se préoccupant de moins en moins des blessures de l'âme. Ainsi un humanisme bridé et une technologie surannée cheminent souvent avec le chaos d'une organisation plus que bancale.

Ces insuffisances traduisent avant tout le manque de vision (et peut-être de conscience réelle sur les enjeux de santé de nos pays) de nos gouvernants qui éprouvent du mal à construire un système sanitaire cohérent.

On dirait qu'il ne vient pas l'idée à la tutelle (pourtant représentée dans les conseils d'administration des hôpitaux), à l'Assemblée nationale ou au Conseil économique et social d'aller voir de près comment vivent les patients dans nos structures sanitaires. Je ne parle pas de ces visites guidées que certains députés ou conseillers font dans certains hôpitaux sans que cela n'ait réellement servi à faire évoluer de façon significative les problèmes rencontrés par les structures de soins. En vérité, nos autorités connaissent souvent bien la réalité de nos hôpitaux car elles n'hésitent pas à appeler médecins ou administrateurs pour que leurs proches, admis dans les structures de soins, bénéficient d'un traitement plus convenable. On les comprend, ils font comme les autres membres de la société, mais on aurait aimé qu'ils réalisent à leur tour que de par leur responsabilité, ils sont censés être là pour tous les citoyens.

Nous devons changer de paradigme d'autant que nous ne perdons rien car l'hôpital-entreprise a du mal à prospérer, au sens propre du terme, sous les tropiques. En effet, la dimension vétérinaire de la médecine est mal en point (manque de drogues d'urgence, d'antidouleurs ou d'antibiotiques pour combattre une infection nosocomiale, équipements souvent en panne, consommables rarement disponibles) et nous avons du mal à humaniser les comportements et l'environnement (salles communes tirées de l'héritage colonial manquant d'intimité, patients assaillis par des cafards, moustiques et autres grillons, repas insuffisants ou inadaptés).

On oublie que sans une éthique alliée à un système de gestion et d'évaluation rigoureux, aucun système n'est opérant à terme. Il ne s'agit donc pas de remettre en cause la nécessité d'une bonne gestion des structures sanitaires. Il faut trouver un juste équilibre entre la gestion qui doit répartir judicieusement les ressources et l'éthique médicale qui doit être l'impératif premier ; on peut y arriver par un management sain et vertueux, une juste allocation des ressources, une vision claire de l'État mettant la santé au cœur des préoccupations et un sens des responsabilités des acteurs (soignants, administrateurs des structures de santé, populations).

CHAPITRE IV

SANTÉ ET SOCIÉTÉ

La démocratie devrait assurer au plus faible les mêmes opportunités qu'au plus fort.

Gandhi

1. Les liens entre le système de santé et les valeurs de la société

La morale traditionnelle, les messages religieux et les principes prônés par la laïcité se rejoignent à plusieurs égards. En effet, ils cherchent tous à réussir la double mission de garantir notre liberté et le respect de l'autre, c'est-à-dire d'articuler les différentes libertés entre elles en pensant à l'intérêt collectif. De même, il s'agit de préparer le futur (qui va au-delà de la vie pour les religions) tout en construisant le présent. Ce qui vaut pour le médecin vaut pour les autres acteurs de la société même si la responsabilité du soignant est sublimée par le fait qu'il lui est confié le bien le plus précieux : la vie !

Ainsi, par exemple, les trois préceptes essentiels de l'exercice médical que sont le caractère singulier (chaque patient est un être unique), l'indivisibilité de la personne (on soigne le patient en tenant compte de toutes ses dimensions), la promotion de l'estime de soi (le patient doit retrouver son autonomie et sa dignité) peuvent être transposés à la société : il faut respecter chaque homme, respecter tout de lui et tout en lui, favoriser son épanouissement et travailler à lui faire garder ou recouvrer sa liberté et sa dignité.

Les soignants qui se seront appropriés ces préceptes pourraient, par l'exemple qu'ils peuvent représenter, participer à l'évolution des normes éthiques de la société.

Ils auront ainsi eu le mérite de servir d'exemple en inspirant à la société les valeurs de tolérance et de solidarité. Les familles devront mieux préparer les futurs soignants et dans les écoles de formation en santé il sera aisé de rappeler qu'une certaine éthique est un attribut consubstantiel de la pratique médicale. Nous en sommes loin tant fleurissent les contre-modèles triomphants qui susurrent à l'oreille des conseils empreints du matérialisme rédempteur : *« ne soyez pas naïfs, cherchez villas cossues et voitures rutilantes, enrichissez-vous, sauvez votre peau, ce sont les seules voies de salut »*.

L'éthique en santé peut aussi avoir son prolongement dans l'éthique en politique car il n'existe pas une éthique propre à la médecine même si la manifestation peut y être plus vive que dans tout autre secteur : mais ne rêvons pas et demandons aux soignants de balayer déjà les innombrables détritus qui s'amoncellent devant leurs portes… en attendant qu'un salutaire souffle empathique gagne le monde.

Le combat est difficile et peut être long, mais c'est un combat de tous les acteurs (éducateurs, guides religieux, familles, hommes politiques – pour ceux chez qui la vertu n'est pas que pouvoir et avoir) et de tous les instants. Combat ambitieux, mais qui doit toutefois rester à la dimension de l'homme. Il devra se traduire simplement par un sourire, une parole gentille, une invite à ne pas salir, à respecter autrui et le bien d'autrui, à développer une fraternité malgré la différence.

Il y a un large fossé entre ce que proclame la loi morale et la pratique des hommes, nos sociétés de consommation postulant que le malade (ou le client) est consommateur et le médecin un producteur de soins. Or la mission de soigner confiée au médecin par la société, comme l'éducation, ne saurait être réduite à une activité commerciale banale ou, pire, à une transaction mercantile. C'est pourquoi, s'est développé surtout dans les pays du Nord – y compris parmi les défenseurs du libéralisme économique – un système de prévoyance sociale cherchant à promouvoir, grâce à une solidarité collective, l'accès à des soins de qualité pour tous. Cependant, même dans ces pays, cette solidarité peine à se manifester pleinement car les personnes les plus vulnérables (les pauvres, les handicapés physiques, les déficients mentaux) ne sont pas toujours soutenus comme il se devrait alors que ce sont eux qui en ont le plus besoin. Une réflexion qui n'aboutit pas à la protection de ces couches vulnérables ou qui ne leur restitue pas leur dignité est, en effet plus un procédé incantatoire qu'un projet éthique véritable. Or, l'Occident qui proclame tant les valeurs d'égalité et de solidarité ne compte plus ses parias : le sans domicile fixe, l'étranger, la personne souffrant d'affection psychiatrique…

Mais il est à craindre que les pays africains soient dans une posture encore bien moins enviable car il faut reconnaître que les marginaux des pays qui ont su construire un système de prévoyance sociale peuvent encore bénéficier de soins coûteux pour une crise cardiaque, un cancer évolué ou une maladie rénale nécessitant une dialyse ou une transplantation. Dans le même temps, plusieurs pays africains ont mis en place une réforme qui, même si elle prétend rendre les soins plus accessibles, semble avoir épousé les contours d'un capitalisme débridé, ravalant la médecine au rang de profession commerciale, faisant jouer la loi de l'offre et de la demande. Ces pays, parmi les plus pauvres de la planète, n'ont pas su résister aux chants de sirène des théoriciens de l'ajustement structurel et ont vu s'effondrer ce qui ressemblait à une base, sans doute fragile, d'un système de protection sociale. Le résultat est là : la qualité des soins s'apprécie à l'aune de la misère ou de la richesse.

Des certificats d'indigence avaient souvent permis dans les années 1960-1970 à des paysans d'être pris en charge sans bourse délier dans nos structures de soins. De nos jours, le même paysan est séquestré dans nos hôpitaux pour n'avoir pas pu payer sa facture que la vente de ses récoltes de misère n'honorera jamais. Il attendra la mise en place de la couverture maladie universelle, concept très pertinent, nous n'en doutons pas, mais qui nécessite une vision et un engagement nouveaux que nos États ont failli oublier après les errements des politiques de santé qui ont hasardeusement vogué entre une généreuse démagogie (gratuité des soins pour les très jeunes ou les plus vieux) et un déplorable malthusianisme médical (il faut parfois payer cher dans nos hôpitaux africains pour avoir des soins dont la qualité est souvent douteuse). Les promoteurs de cette idéologie qui a étendu ses tentacules sur les systèmes de soins fragiles d'Afrique ont pourtant des polices d'assurance leur permettant de se faire évacuer dans les hôpitaux huppés du Nord quand il y va de leur vie ou même de leur simple confort. J'en ai vu, col blanc ou boubou amidonné, se faire déposer à l'aéroport dans une rutilante voiture pour prendre l'avion afin de se faire soigner d'une cataracte quelques heures après un séminaire où ils ont fait un vibrant plaidoyer contre ce qu'ils appelaient *« le socialisme médical »*. Les mêmes recettes produisant les mêmes effets, nous avons fini de fonder une société de l'argent et du pouvoir et il n'est guère étonnant que malgré les principes déclamés et les serments prêtés dans une émotion apparemment non feinte (*« je n'exigerai jamais un salaire au-dessus de mes moyens... »*), nous assistions à la mutation du médecin humaniste en un médecin pétri de la logique du lucre, du business utilitaire et parfois sauvage qui n'hésite pas à tirer profit de son pouvoir médical pour assouvir l'adoration du nouveau veau d'or : l'argent et la position sociale privilégiée qu'il confère.

Aujourd'hui, nous devons nous résoudre à administrer des soins selon le niveau de revenus : certains perdront la vie car ils n'ont pas su acheter un stimulateur cardiaque, que la chimiothérapie anticancéreuse est au-dessus de leurs moyens ou qu'ils ont trop longtemps attendu la chirurgie valvulaire cardiaque à force d'amasser la somme nécessaire au coût de l'opération. Plus simplement – et aussi tristement – des patients risquent leur vie par manque d'antibiotiques ou de certains examens complémentaires de base tandis que d'autres souffrent le martyre car ne pouvant acheter l'antalgique le plus courant. C'est ainsi que la fréquentation des structures de soins est devenue une source implacable de la paupérisation des populations. Des patients et leurs familles se ruinent à payer, en une journée d'hospitalisation, l'équivalent du SMIG mensuel. On voit également comment les soignants en arrivent à adapter la qualité des soins à la bourse des patients. D'ailleurs, les réunions médicales devant permettre de discuter des approches diagnostiques et des stratégies thérapeutiques ressemblent de plus en plus à un panorama des inégalités sociales : *« ce patient est un indigent, j'ai dû me passer de l'angioscanner pour étayer le diagnostic d'embolie pulmonaire*[57] *; il n'a pas pu payer ses vis, il attendra donc pour sa chirurgie orthopédique ; c'est un notable, il pourra faire son IRM et même se préparer à une éventuelle évacuation sanitaire en France... ».*

L'hôpital fait peur parce qu'il appauvrit. Ainsi, à Dakar, près d'un ménage non pauvre sur cinq se retrouve appauvri au cours d'une hospitalisation. Que dire alors de ceux qui étaient déjà pauvres[58].

---

[57] Urgence médicale due à la présence de caillots de sang dans une ou plusieurs artères des poumons.

[58] Karna Georges Koné, *Étude des déterminants et de l'ampleur de la vulnérabilité socio-économique des ménages urbains face aux dépenses d'hospitalisation : cas de la clientèle de HOGGY et de*

Cette question cruciale de l'accessibilité financière rend rédhibitoire le recours aux structures de soins ; ce qui retentit évidemment sur le pronostic de la maladie. Ainsi, 58 % des patients provenant des ménages vulnérables attendent un mois avant de recourir à l'hôpital au risque de voir leur mal s'aggraver[59]. Selon l'UNICEF, les plus pauvres ont deux fois moins recours à l'hospitalisation que les non-démunis. On pourrait hélas dire qu'ils y réfléchissent à deux fois ! Dans un pays comme le Sénégal où 30 % de la population vit en dessous du seuil de pauvreté et où la moitié des dépenses de santé sont payées directement par les utilisateurs, on peut mesurer l'ampleur du drame. La réalité est similaire dans la plupart des pays africains. On en arrive ainsi à cette triste vérité : dis-moi combien tu as, je te dirais quel type de soins tu mérites ! On le voit bien : les assises morales se dérobent sous les assauts répétés de la recherche du profit. Mais ceci n'est qu'à l'image de la société. Entendons-nous bien : ce n'est pas l'argent qui est malsain, c'est l'oubli de la dignité humaine qu'il engendre qui est blâmable ; c'est notre incapacité à créer une solidarité vis-à-vis des plus pauvres que ne saurait justifier la soi-disant pauvreté de nos pays. Cette incapacité (ou l'absence de volonté qui la sous-tend) trouve ses racines dans les contre-valeurs que nous portons au pinacle.

Indigence de la morale

Ces contre-valeurs que charrie notre société et qui se sont incrustées dans notre système de soins nous ramènent souvent à des débats éloignés de la discussion éthique qui tente de surmonter les contradictions entre les progrès médicaux et les questions d'ordre moral qu'ils soulèvent (procréation médicalement assistée, transplantation

---

HALD. Mémoire de fin d'études DESS Économie de la santé, CESAG – IRD, 2004-2005, 103 pages.

59 Karna Georges Koné, *ibid.*

d'organes, euthanasie chez des patients gravement malades et maintenus longtemps vivants grâce aux prouesses de la médecine, etc.) car ici la technologie est pauvre et le discours moral devient misérable.

On pourrait illustrer ce fait par la séquestration et l'existence dans nos structures de soins d'autres sévices tout aussi inacceptables. Lorsque des malades indigents sont séquestrés au bout d'une longue hospitalisation dans une structure qui a peiné à leur assurer des soins de qualité, on peut se demander à quelle valeur morale nous nous référons. Ces séquestrations, aussi illégales que moralement inadmissibles, parfois accompagnées d'agressions physiques et verbales sont l'un des signes les plus choquants de la déshumanisation de nos structures de soins.

Le pire – éloquent symptôme du mal qui frappe nos sociétés – est l'indifférence générale qui accompagne de tels actes. Le personnel soignant et les administrateurs se taisent s'ils ne sont pas eux-mêmes acteurs ou complices de tels faits. Les autorités n'ont jamais réagi à ces comportements d'une extrême gravité autrement que par la langue de bois – et encore seulement lorsque la presse s'en fait l'écho. D'autres s'empressent de convier les médias pour expliquer les mesures hardies prises par la structure dans un enrobage médiatique qui n'est souvent qu'un vernis sans lendemain. Silence coupable, marketing déplacé ou déni de la mauvaise conscience. Il s'agit pourtant de faits bien réels.

Nous aurions pu parler des nombreux cas dont nous avons été témoins, mais nous allons rapporter cette étude réalisée à Dakar par l'organisation non gouvernementale Population Council sur les soins respectueux aux femmes fréquentant des services de santé de reproduction[60]. Ce travail réalisé sur 4 sites montre que 14 % des femmes

---

[60] Nafissatou Diop, Babacar Mané, Fatou Bintou Mbow, Ababacar Thiam, 2013, *op. cit.*

incluses dans l'étude ont été victimes de séquestration. Et il apparaît que c'est bien la pauvreté qui en est le soubassement.

On pourrait, pour illustrer cette vérité, opposer l'histoire du (pauvre) malade prisonnier et du (riche) prisonnier malade.

> Le pauvre homme tourmenté par la fin de grossesse éprouvante de son épouse fit le tour de plusieurs structures sanitaires en supportant comme un supplice les hurlements de la parturiente secouée par d'insupportables contractions utérines. La quatrième tentative fut la bonne. Il était temps car la présentation était de siège et la souffrance fœtale s'installait dangereusement. L'équipe soignante, très compétente, fit remarquablement son travail. C'est un garçon, s'écria radieux le père traversé par cette joie incrédule qui vous ramène à l'innocence candide.
>
> Hélas, la jubilation, de courte durée, céda la place à l'affliction. La facture est salée : un million de francs. Elle est assortie d'une menace : « si vous ne payez pas, vous ne récupérez pas votre enfant qui reste à la crèche jusqu'à ce que vous honoriez votre facture ». L'homme était désemparé car la somme était largement au-dessus de ses maigres moyens d'ouvrier contractuel.
>
> Je ne connais pas la suite de l'histoire car la presse qui l'a relatée à travers quelques-unes de ses manchettes n'y insistera plus, occupée j'imagine à couvrir d'autres évènements en particulier les feuilletons politiciens, choux gras bien plus accrocheurs que ces drames devenus si banals.
>
> En l'occurrence, une autre actualité plus brûlante passionne les médias et défraie la chronique : le procès d'un célèbre homme politique et de ses supposés complices suspectés d'enrichissement illicite. Le point d'orgue du procès qui émeut les uns et fait ricaner les autres est la maladie réelle pour les premiers et feinte pour les seconds d'un codétenu traîné au tribunal affalé sur une civière et escorté par deux infirmiers, le bras relié à un

flacon de soluté pendu à une potence. Simulation, théâtralisation grossière s'indigne une partie coléreuse du peuple qui réclame justice en vouant à la guillotine ceux qu'il considère comme des délinquants en col blanc, coupables d'avoir pillé les ressources du pays. Inacceptable atteinte à la dignité humaine s'écrient l'autre partie du peuple et quelques organisations des droits de l'homme, outrées par ce spectacle dégradant à leurs yeux sensibles.

Selon les avocats, s'appuyant sur l'expertise de certains médecins qui ne fait guère l'unanimité dans le corps médical, le codétenu doit aller se faire soigner à l'étranger en raison de l'insuffisance du plateau technique des structures sanitaires en Afrique où sa vie serait menacée. Ce débat, relayé par la une des quotidiens, radios et télés occupera des semaines durant les discussions des salons feutrés autant que les débats passionnés des places publiques, étouffant totalement les complaintes du père de famille qui cherche un million de francs pour faire libérer son bébé d'un hôpital, historiquement une structure d'accueil, de soutien, d'hospitalité, devenue en la circonstance un univers carcéral pour pauvre.

Cette dualité nous fait ainsi distinguer les prisonniers malades et les malades prisonniers. Les premiers innocents ou coupables de pillage des ressources publiques ou d'autres crimes ont en commun d'être riches. Les seconds ne sont coupables d'aucun délit, mais se sont retrouvés, par les vicissitudes de la maladie, pris en otage dans une structure de soins car ne pouvant pas honorer une facture bien au-delà de leurs maigres ressources. Ils ont pour ainsi dire commis le péché de la pauvreté ou, à tout le moins, celui d'être dans l'inadéquation entre le coût des soins reçus et leurs maigres revenus.

Les premiers finiront assez souvent par sortir de prison même s'ils sont reconnus coupables des délits qui leur sont reprochés pour incompatibilité entre leur état de santé et les rigueurs du monde carcéral. Ils pourront ainsi aller voir les médecins de la France ou du pays de l'oncle Sam et revenir s'installer dans leur maison cossue construite grâce à une fortune dont on soupçonne l'origine illicite. Ils pourront d'ailleurs être quittes avec la justice grâce à la grasse caution qu'ils auront payée, par les vertus d'une grâce présidentielle ou par les bienfaits de la médiation pénale. Ils avaient dérobé quelques milliards de francs, on leur somme d'en rendre la moitié pour être libres !

Les seconds, les malades prisonniers, resteront des jours supplémentaires, enfermés dans une chambre d'hôpital parfois crasseuse, à la touffeur intenable où pullulent animalcules et autres bestioles, rêvant de rejoindre leur taudis branlant de la banlieue populaire où ils pourront retrouver un peu de la chaleur familiale. Il leur faudra s'endetter, mendier ou solliciter la générosité d'une société de plus en plus adepte du lucre pour se tirer d'affaires.

Bien sûr, on pourrait rajouter un troisième groupe, doublement coupable d'être pauvre et d'avoir commis quelques misérables délits qui renvoient à leur triste condition : rapine de quelques objets sans valeur, misérable resquille ou vol de poulet, agression d'une veuve sans défense… Cette dernière catégorie risque de rester longtemps prisonnière dans l'attente du jugement qui devrait prononcer une peine mineure, presque dérisoire au vu de l'infraction commise. Certains verront leur santé se détériorer car les rigueurs de nos prisons peuvent exercer une chape difficile à supporter qu'on soit riche ou pauvre.

Ainsi, le deuxième et le troisième groupe vivent le martyre dans l'indifférence, ne se rappelant à notre souvenir que par les soubresauts d'une actualité qui n'a pas toujours de la mémoire et encore moins de la suite dans les idées. Les premiers, eux, gardent de solides chances de finir leur existence au milieu des leurs ou même de reprendre du service en ayant d'autres responsabilités, l'usure du temps et la richesse amassée leur procurant une virginité voire une nouvelle respectabilité en gommant leurs errements coupables qui ont pourtant tant coûté à la société.

Le destin de ces trois types de citoyens nous rappelle que nous sommes si inégaux devant ce qui devrait être des droits inaliénables : droit à la santé, équité devant la justice. Si les séquestrations sont tout autant illégales et moralement inadmissibles, elles n'en posent pas moins la question de l'inquiétante indifférence et l'absence d'une indignation à la hauteur de l'acte. On aurait été plus rassuré que les autorités sanitaires, les députés, les représentants de la société civile, les guides religieux et la société entière expriment de façon plus soutenue leur rejet de tels outrages infligés à la dignité humaine.

Libres à nous donc de penser que notre société peut accepter de tels agissements. Dans ce cas, et pour rester logique avec nous-mêmes, avouons que la solidarité tant proclamée, que la démocratie tant chantée (pour les pays qui osent encore le faire), sont bien plus proches du mirage que de la réalité qui, elle, est si souvent cruelle dans nos structures de soins en particulier pour les populations les plus démunies.

D'autres sévices existent, hélas, dans nos structures sanitaires. Dans l'étude réalisée par Population Council[61], ce fait est reconnu par 35 % des prestataires de soins. Les manifestations en sont variées : agression verbale (53 %), non-assistance (40 %), soins non consentis (39 %), soins sans information (35 %), non-respect de l'intimité ou de la confidentialité (26 %), refus de soins (19 %), violence physique (18 %).

L'enquête qualitative a mis en évidence un florilège de Manque de Respect et des Abus (MRA).

---

[61] Nafissatou Diop, Babacar Mané, Fatou Bintou Mbow, Ababacar Thiam, 2013, *op. cit.*

• La discrimination basée sur les relations personnelles : *« Si tu n'es pas recommandé il n'est pas nécessaire d'aller à l'hôpital car tu vas y perdre ton temps inutilement ».*

• La discrimination fondée sur le pouvoir économique : « *Lorsque je suis arrivée, la première chose qu'on m'a demandée c'était si j'avais amené de l'argent ! Et je leur ai répondu que je n'en détenais pas, que mon époux était au travail et qu'il ne rentrerait que la nuit. Ils m'ont dit qu'ils n'allaient pas pouvoir me prendre en charge alors que j'y ai fait toutes mes visites ».*

• La stigmatisation basée sur le statut matrimonial (les femmes non mariées sont souvent stigmatisées par les prestataires) : *« Elle lui a dit qu'elle avait regretté de l'avoir aidé quand cette dernière était entre la vie et la mort alors que la femme n'avait même pas un mari ».*

• La corruption et le racket : « *Ce qui est sûr, c'est qu'il y a des gens qu'on sous-estime ici. Les gens qui donnent de l'argent sont plus considérés par les prestataires qui les reçoivent. Et c'est une sorte de business que les prestataires entretiennent ici. Ils n'entretiennent que les clients qui donnent de temps en temps des cadeaux en partant ».*

• La répugnance et le rejet de la patiente : *« Une connaissance m'a raconté… que la femme qui l'accouchait l'avait rejeté car elle était sale ».*

• Les moqueries : « *Lors de ma dernière grossesse, mon bébé avait une malformation, alors celle qui m'a consulté disait avoir vu des dents ou des cornes, et je ne sais plus quoi d'autre et toutes se mettaient à rire ».*

• Les longues attentes injustifiées : *« Ma femme enceinte était venue ici avec ma mère pour se faire consulter, elle est restée assise durant des heures dans la salle d'attente alors que les prestataires étaient en train de regarder la télé et de causer dans une autre salle ».*

On le voit donc, la séquestration couronne d'autres problèmes devenus si ordinaires : la discrimination, les moqueries, les femmes qui meurent en couches pour n'avoir pas pu trouver la bonne structure d'accueil, les nouveau-nés qui perdent la vie après avoir fait avec leurs parents le tour d'hôpitaux qui ne veulent (ou ne peuvent) pas les admettre dans leurs crèches, les décès en réanimation dans l'attente des médicaments d'urgence, l'interminable agonie de pauvres gens sans l'assistance minimale nécessaire pour mourir dans la dignité.

Il est même arrivé que des notes de service sibyllines soient rédigées pour que les patients hospitalisés non encore « en règle » n'aient pas leur bilan, fussent-ils admis pour une urgence vitale. Les gestionnaires plus prévoyants vous demandent de déposer une caution qui sert de provisions ; les soins sont bien évidemment suspendus lorsque vous aurez épuisé votre crédit.

C'est un patient venu d'un des pays limitrophes qui raconte ainsi sa mésaventure : *« Je croyais pourtant m'y être bien préparé et avais amené une somme plus que confortable. Mais d'ordonnances en ordonnances, d'analyses de sang en radiographies réalisées en dehors de l'hôpital, je me suis ruiné bien plus vite que je ne pouvais l'imaginer. C'est au moment où je commençais à me sentir mieux qu'il m'a été notifié la fin de mes provisions car l'acompte a été utilisé pour payer les analyses sanguines et les examens de radiologie disponibles à l'hôpital. Je sais que les médecins sont compétents et je leur fais confiance. J'ai dû repartir au pays avec mon mal à moitié guéri et les quelques ressources qui me restaient avant de revenir pour poursuivre mes soins ».*

Bien sûr, les logiques vénales peuvent coûter la vie. En voici un exemple.

> Un patient admis dans une structure de soins a occupé un lit pendant un jour et demi pour une suspicion d'embolie

> pulmonaire. La famille n'ayant pas encore payé la caution, il a été victime des consignes données aux services d'aide au diagnostic : rien ne peut être fait tant que le patient n'est pas en règle. Poussé dans son lit jusqu'au service de radiologie, il dut retourner dans sa chambre sans sa radio. Les prélèvements sanguins acheminés au laboratoire n'ont jamais été traités. Les médecins, se fondant sur leur jugement clinique et leur hypothèse diagnostique de départ, traitèrent l'embolie pulmonaire ; ce qui n'empêcha pas son état de se dégrader. Il sombra dans un état fébrile avec des signes de choc au moment où la famille arriva à honorer la caution. La radio fut faite en urgence, de même que les analyses de sang. Trop tard, il décéda quelques heures après son retour du service de radiologie. La radio et les analyses de sang redressèrent le diagnostic… bien tardivement hélas : il s'agissait d'une pneumopathie infectieuse sévère et il fallait des antibiotiques et non des anticoagulants[62].

Bien sûr, le discours officiel annonce que tout patient reçu pour une urgence est traité jusqu'à ce que celle-ci soit levée. Le problème est de savoir qui définit l'urgence ; quelle marge de manœuvre a-t-on, si dans le même temps, on demande de payer à l'avance même pour des patients admis en réanimation ? Quiconque a déjà exercé, même vaguement, la médecine hospitalière, sait que de telles pratiques ne peuvent que condamner des patients car l'urgence ne peut aller de pair avec une pareille logique.

Le thrombolytique est un traitement important de la crise cardiaque qui réduit considérablement la mortalité de cette affection grave lorsqu'il est administré à temps. Une minute de retard à l'administration correspond à une perte de 10 jours d'espérance de vie, disent les études. Autrement dit, une demi-heure de retard à l'administration d'un

---

62 Médicaments pour dissoudre les caillots.

thrombolytique équivaut à amputer l'espérance de vie d'environ une année !

Dans plusieurs hôpitaux publics africains, il faut payer à l'avance soixante mille francs CFA (environ 100 euros) pour bénéficier de ce traitement. Beaucoup de patients, soit parce qu'ils sont indigents, soit parce qu'ils sont pris de court devant l'urgence, n'ont jamais pu en bénéficier, parce qu'ils n'ont pas pu payer au comptant et à l'avance. Dans le privé, où on peut s'attendre à ce que les âmes ne soient pas plus charitables, certains vous proposent des thrombolytiques de qualités différentes adaptées à la bourse du patient : *« il y'en a un qui revient à 800 000 FCFA ; à défaut on peut vous administrer celui qui ne coûte que 60 000 F, l'efficacité est bien entendu moins garantie »*. Imaginez ce qui peut bien habiter le patient au cœur rongé par une crise cardiaque (ou sa famille) lorsqu'il est mis devant pareil dilemme !

Je sais que la première réflexion qui vient à l'esprit de ceux qui ont gardé un solide bon sens matérialiste est la suivante : *« si on ne procède pas ainsi tous les hôpitaux vont tomber en faillite »*. Il est vrai d'ailleurs qu'on n'en est pas bien loin.

Nous en arrivons ainsi à une intolérable éthique utilitaire : puisque c'est ce qu'il faut pour éviter la faillite de l'hôpital, nous ne pouvons nous permettre de bannir ces comportements. La responsabilité – ou la fuite de responsabilité des acteurs sous-tend cette fuite en avant : *« si l'État avait mis les moyens »* pense l'administrateur des hôpitaux, *« il faut bien que les salaires soient payés »* dira l'employé de l'hôpital, *« la santé a un coût et l'ère du démagogique idéal communiste est révolu »* diront les tenants du pouvoir – même ceux qui, si nombreux d'ailleurs, avaient beaucoup rêvé du Grand Soir avant qu'ils ne se vêtissent des bons vieux atours qui font d'eux la nouvelle bourgeoisie.

En plus d'être illégaux et inacceptables, ces actes sont contre-productifs, car enfermer un indigent dans une structure de soins n'en fera qu'un indigent plus pauvre et plus désespéré qui bloque un lit que d'autres, plus solvables, pourraient occuper. Nous restons ainsi dans la cynique logique du capitalisme sauvage.

Mais ces agissements nous ramènent à la nécessité de définir la société que nous cherchons à construire, aux valeurs que nous mettons en avant et ce qui nous paraît être la morale acceptée par tous ou, à tout le moins, la majorité, ce qui devrait conditionner l'attitude imprescriptible que tous devraient adopter. Si une société trouve normal que des citoyens soient séquestrés au mépris de la loi et en défiant ce qui devrait être la base de toute humanité, si le profit – ou l'équilibre des comptes, pour utiliser un mot plus doux aux yeux des gestionnaires revendiquant une âme plus sensible – justifie qu'il faille acheter jusqu'au moindre antalgique au risque de plonger des heures durant les patients dans une douleur atroce le temps que la famille vienne acheter l'ordonnance, alors cette société me semble-t-il, est bien plus malade qu'il n'y paraît. Cherchez des situations où la solidarité doit s'exprimer avec autant d'ardeur que pour aider cet ouvrier payé à hauteur du SMIG dont le seul tort est d'avoir été malade et pauvre. De ces deux tares, la seconde semble être celle qui est la plus déterminante car ici, c'est bien la misère qui représente le péché capital comme la peste le fut jadis.

Un silence coupable des autorités

Les autorités pratiquent la politique de l'autruche et réagissent rarement devant les drames qui secouent la vie de nos structures de soins comme l'illustre cette triste histoire.

> Une famille pense avoir été victime d'une erreur médicale et de non-assistance car une femme enceinte a été

déclenchée plus tôt qu'il ne fallait, au sixième mois, et donne naissance à deux prématurés. La structure d'accueil, peu outillée, cherche à s'en débarrasser. La famille loue un taxi et se lance dans une infernale odyssée qui finit très mal : après avoir fait trois autres hôpitaux qui n'accordent pas leur assistance aux nouveau-nés en détresse, ceux-ci perdent la vie. L'indignation est grande et plusieurs associations de la société civile ainsi que le réseau des journalistes pour la protection de l'enfance protestent et décident d'organiser un sit-in devant le ministère de la Santé. La manifestation est interdite. La presse relatera les péripéties de ce drame. Et puis, le silence s'installera à nouveau. Jusqu'à ce jour, aucune autorité sanitaire ne s'est exprimée pour s'indigner ou s'expliquer.

On attend, c'est bien là une attitude coutumière, que la clameur s'estompe. On préfère la communication sur les belles réalisations qui sont faites : une riposte assez réussie contre l'épidémie à fièvre hémorragique Ebola qui fait des ravages dans certains pays voisins, les objectifs du millénaire pour le développement qui ne seront probablement pas atteints, la couverture maladie universelle, belle idée qui ne verra son aboutissement que sur le moyen ou long terme et qui commet le péché d'y mêler une improbable politique de gratuité qui risque d'affaiblir les structures de soins, qui se voient ainsi privées d'une bonne partie de leurs recettes.

De la médecine de la misère à la misère de la médecine

L'accessibilité financière constitue, à côté de l'éducation des populations, le principal écueil au recours aux soins. Plusieurs études ont montré que le retard de consultation est souvent sous-tendu par la peur d'affronter l'hôpital, son mauvais accueil, la paupérisation qu'il favorise en raison de la dialectique de la misère et de la maladie :

> Par un pernicieux échange de procédés, les plus pauvres sont les plus malades, et la maladie accroît la pauvreté à cause des soins coûteux, des jours d'inactivité ou encore de l'infirmité favorisée par la perte de chance née du manque de ressources financières[63].

Les plus pauvres sont en effet ceux qui sont le plus confrontés aux mauvaises conditions d'hygiène, à une alimentation déséquilibrée ou insuffisante, à un moindre accès à l'eau potable, aux aléas climatiques (cas des inondations dans nos pays…). Malades, ils feront tout pour retarder la consultation tant redoutée, en choisissant des ersatz de toute sorte : le charlatan faiseur de miracles, les restes de l'ordonnance du voisin de la saison dernière, ou plus simplement, on laisse la nature accomplir son destin ! Ils attendront la complication grave pour se voir amenés dans l'urgence à l'hôpital où la prise en charge risque fort d'être en deçà de leur mal et au-dessus de leurs ressources. L'égalité devant l'accès aux soins ressemble ainsi davantage à un leurre dans nos pays : alors que l'exclusion du citoyen en situation de précarité des soins de qualité y est une réalité, des évacuations sanitaires sont faites au profit d'une monarchie coutumière ou des nouveaux princes de la République, aux frais et au détriment du contribuable plébéien, y compris celui qui, victime de sa pauvreté, s'était fait séquestrer.

Il nous faut certes développer un vrai système de prévoyance sociale, mais le discours sur la couverture maladie universelle – ou la couverture sanitaire universelle – devrait aller de pair avec un vrai esprit républicain fondé sur l'éthique et l'égalité. Ceci suppose une gouvernance éclairée et vertueuse. En effet, nous avons beau accuser notre prétendue pauvreté, nous savons qu'en réalité nous sommes plutôt victimes de nos choix politiques : une

63 Abdoul Kane, *La vie sur un fil*, *op. cit.*

mauvaise gouvernance, de mauvais gouvernants peuvent être bien plus fatals à leur peuple que plusieurs pestes ou Ebola réunis.

Nous savons par exemple tous désormais que les fameux fonds politiques de nos présidents de la République ou de l'Assemblée nationale ne servent pas seulement à nous prémunir, au nom du secret-défense, contre des ennemis malveillants. On investit ainsi beaucoup de ressources pour soigner à l'étranger quelques dignitaires triés sur le volet – ce qui aurait pu d'ailleurs parfois se faire sur place. Ne parlons pas de l'utilisation encore moins louable de ces fonds politiques qui ont servi à enrichir des politiciens et à élargir la base électorale des tenants du pouvoir par une corruption honteuse de la population. Ignorons l'enrichissement de quelques responsables du parti au pouvoir ou de spécialistes du retournement de veste, « transhumants » à la fierté émoussée, ne rechignant à brouter dans aucune prairie qu'elle soit de gauche, de droite ou du centre, pourvu que l'herbe y soit bien grasse.

Ceci expliquant cela, on peut imaginer pourquoi des députés élus par le peuple ou des ministres ou directeurs de sociétés censés travailler pour le bien-être des populations ne sachent pas – ou ne sachent plus pour ceux qui n'auraient pourtant pas dû oublier leurs origines et le sens de leur engagement politique – ce que vit le bon peuple. Malades, ils sont en transit dans la suite de quelques cliniques privées cossues avant de se retrouver aux petits soins dans un hôpital européen ou américain huppé. Une manière digne de représenter le peuple !

Sauf à ressembler au nègre des champs de Malcom X qui se sentait plus mal que son Maître lorsque celui-ci tombait malade, il est difficile d'imaginer que le peuple se porte mieux du simple fait d'apprendre que ses marabouts, ses députés et autres ministres se soignent chez les plus grands professeurs d'Occident pendant que lui peine à avoir accès ou même à apercevoir ce qu'offrent les formidables progrès de la médecine de notre époque.

L'intérêt supérieur de la nation est souvent pollué par les ambitions et les intérêts particuliers. Cela pose le débat sur l'éthique de ceux qui prétendent être des bergers censés conduire les populations au bonheur ici-bas et vers la félicité de l'au-delà.

Et pourtant, le coût de quelques évacuations sanitaires aurait certainement permis d'équiper des services médicaux et de former suffisamment de ressources humaines qualifiées pour permettre à nos pays d'être au diapason de la médecine de pointe en développant les différentes spécialités et sous-spécialités nécessaires à la prise en charge de plus en plus complexe des maladies. À moins de rester dans le bon vieux discours qui veut que notre pauvreté ne nous permette jamais d'avoir des soins curatifs dignes de ce nom ! Une médecine de misère à l'ambition bridée, en accord avec notre profonde pauvreté. Pourtant aucun des tenants de ce discours de privation pour les autres ne rechignera à aller chercher ailleurs le meilleur pour lui-même.

Quand comprendrons-nous que développer le plateau technique dans nos pays – soyons raisonnable, évitons l'angélisme et n'évacuons pas les arguments financiers - équivaut à réduire l'importante fuite de devises occasionnées par les évacuations sanitaires et même à constituer des ressources additionnelles en prenant en charge des patients venant de pays limitrophes, mais c'est surtout permettre à tous les citoyens de pouvoir se soigner chez eux en assurant une mission de service public et en répondant à une préoccupation de justice sociale proclamée ici et là, y compris dans nos lois fondamentales.

Un exemple à méditer nous vient de la France[64].

> Nous sommes en 1957 et la France est en retard dans le domaine de la chirurgie cardiaque. C'est la toute puissante Amérique qui possède les spécialistes les plus renommés dans ce domaine. Une enfant française de deux ans souffre d'une maladie cardiaque nécessitant une opération. Sa mère fait appel à Europe 1, la station radio. Le journaliste Pierre Bellemare lance un appel au secours pour la petite fille qui émeut la France. L'argent amassé par les auditeurs permit d'envoyer l'enfant malade au Minnesota pour se faire soigner par un grand chirurgien américain. Mais le meilleur de l'histoire n'est pas là. Europe 1 reçut des milliers d'appels de parents désespérés cherchant à faire soigner leur enfant. Le directeur de la radio lança à travers toute la France une opération dénommée « Cœur d'enfants » dont le but était de créer un centre national de chirurgie cardiaque en France. La quête permit de récolter à Paris et en Province l'équivalent de trois millions et demi d'euros. Cette somme honorable ne suffisait pas car il fallait quatre fois plus. Mais grâce à l'impulsion donnée par les populations, l'État n'avait d'autre choix que de suivre. La France développa ainsi la chirurgie cardiaque et aujourd'hui, point n'est besoin d'évacuer un enfant français aux États-Unis.

Un autre exemple nous vient d'un pays africain.

> L'épouse de l'ambassadeur d'un pays dit émergent dans ce pays d'Afrique est atteinte d'un malaise et est admise dans un hôpital de la capitale. Un diagnostic est suspecté, mais d'autres investigations sont nécessaires, en particulier, par une angiographie qui n'est disponible nulle part sur l'étendue du territoire. La femme est évacuée dans son pays pour y bénéficier des soins attendus. La conscience de l'ambassadeur est alertée et il promet de tout mettre en œuvre pour que ce pays africain dispose d'une

---

[64] Alain Deloche, *Le roman du cœur*, Paris, Éditions Michel Lafont, 2008, 435 pages.

angiographie : ce qui fut fait. L'outil, l'un des plus performants de la sous-région rend d'énormes services à des citoyens de ce pays et de la sous-région.

On aurait aimé que cette prise de conscience de son Excellence vienne des dirigeants du pays africain en question. Hélas, jusque-là ceux-ci ont préféré se faire soigner en Europe ou en Amérique comme ce puissant chef d'État, mort dans son avion personnel qui l'acheminait en urgence en France après sa crise cardiaque.

Nous assistons tous les jours à la diffusion de messages de désespoir de familles qui, renonçant à leur dignité, étalent dans des journaux la photo de leur enfant miné par la maladie pour demander de l'aide. Quelques âmes charitables feront un effort qui ne sera malheureusement qu'une goutte d'eau dans l'océan où se noient des milliers d'enfants qui perdront la vie faute de soins adaptés.

Rappelons que l'évacuation sanitaire d'une trentaine de dignitaires en Europe aux frais du citoyen pour se faire opérer du cœur aurait permis de faire opérer sur place des centaines d'enfants qui souffrent eux aussi de problèmes cardiaques. En l'absence de chirurgie, la majorité d'entre eux n'atteindra pas l'âge de 30 ans, perdant la vie après une série d'hospitalisations ressemblant à une agonie sans fin ! En Afrique, ils sont 5 à 30 enfants pour 1000 à être atteints d'une maladie du cœur appelée cardiopathie rhumatismale et bien d'autres affections continuent à ronger le cœur de jeunes africains. Nul ne semble songer à impulser l'élan qui devrait permettre à nos pays d'avoir des structures de soins outillées pour assurer une meilleure prise en charge des populations.

Ce détour vers la politique est fait à dessein : la santé *(état de complet bien-être physique, mental et social... ne consistant pas seulement en une absence d'infirmité)*, c'est de la politique et rien ne rejaillit plus sur la santé des populations que le projet de société et la vision politique proposés. Rudolph Virchow, éminent médecin et homme politique éclairé résumait bien le refus de cantonner la médecine dans une réserve étriquée : *« Si la médecine veut vraiment remplir sa grande tâche, elle sera obligée d'intervenir dans la vie politique et sociale, elle doit dénoncer les obstacles qui empêchent l'épanouissement normal des processus vitaux »*[65].

Bien plus que les constitutions bien rédigées (je ne parle pas de celle qu'on bafoue le lendemain de son adoption), les conventions internationales ratifiées (ignorons celles auxquelles on ne croit guère sinon le jour du discours pontifié à la tribune des Nations Unies), c'est sur le bien-être que les populations ressentent, sur le comportement de tous les instants et l'exemplarité des décideurs, de ce qu'ils ont fait du vote qui les a conduits au pouvoir, qu'on peut juger de la réussite pour une République démocratique. *« Une démocratie vraie qui, tel un soleil, inonderait de sa lumière tous les peuples devrait commencer par ce que nous avons sous la main c'est-à-dire le pays où nous naissons, la société dans laquelle nous vivons, la rue où nous habitons. Si cette condition n'est pas respectée, le fondement théorique et le fonctionnement expérimental du système seront viciés »*[66].

Ceci nous ramène encore une fois à la justice sociale et nous rappelle que le large fossé que nous creusons en isolant les plus vulnérables est le symptôme le plus éloquent du projet *« in-éthique »* que nos sociétés promeuvent : dis-moi quel soin ou attention tu apportes à tes pauvres et je te dirais quel niveau de civilisation tu as atteint !

---

65 *In* Andrée Duplantie et Guy Durand, *Histoire de l'éthique médicale et infirmière. Contexte socioculturel et scientifique*, Québec, PUM, 2001, p. 271.

66 Jose Saramago, « Le dernier tabou, la démocratie », pages 39-41, *Le monde diplomatique*, Manières de voir, numéro 137, 2014.

Pour que la République et la démocratie deviennent une réalité, il faut que la confiance placée en eux par le peuple rejoigne la conscience – on pourrait dire le sens des responsabilités – des dirigeants.

Tout cela souligne l'importance d'avoir un vrai de projet de société, une vraie politique de santé ainsi qu'un débat public autour des questions de santé et de leur dimension éthique.

2. De la responsabilité sociale et politique du soignant

Le médecin est parfois vu comme un technicien aux neurones électifs dont on attend qu'il s'en tienne à sa médecine en se gardant de faire irruption dans le monde politique et même dans la gestion de sa structure de soins : la médecine est jalouse dit-on ! Sois docte en médecine et tais-toi ! Or c'est oublier ce que disait Rudolph Virchow : la politique n'est guère que de la médecine en grand. Ce qui souligne que la réponse aux questions de santé n'est pas que médicale ou juridique, elle est aussi et peut-être avant tout politique.

Le soignant qui est en contact étroit avec les malades et leurs familles, les riches et les pauvres, à qui on parle autant de la souffrance du corps que des tourments de l'âme, du médicament non acheté à cause de la facture d'eau ou d'électricité, à qui se confie la veuve désespérée par l'addiction de son fils, ce soignant qui vit au rythme de la société ne saurait méconnaître les maux de celle-ci. Et surtout, l'hygiène, la salubrité, l'économie, bref, tout ce qui touche aux affaires de la cité (c'est-à-dire la politique, la vraie) sont si déterminantes en santé.

Le soignant ne doit donc pas s'assoupir dans l'indifférence. Il doit résister aux opinions reçues, à certains codes admis et se prémunir des contre-valeurs que charrient une société en crise *(« on soigne en fonction des moyens ; enrichis-toi, c'est bien ce qui compte le plus... »).*

La performance technique, les retombées économiques ne sont pas les seuls critères. Rester sur la logique de la prétendue rigueur gestionnaire construite au détriment de la qualité des soins équivaut à s'éloigner de sa responsabilité en tant que soignant et en tant qu'être humain. Le débat doit certes tenir compte des considérations économiques, mais l'exercice de la médecine doit réaffirmer son attachement à la condition et à la dignité humaines. Si un malade, qui n'a que sa pauvreté comme péché, est en détention dans un hôpital, à quelle sincérité peut-on prétendre dans le combat pour les droits de l'homme ? Comment pourrions-nous insuffler une humanité dans nos (vraies) prisons où s'entassent des dizaines de gens dans des cellules infectes ? Quel sens donnons-nous à la pièce de monnaie ou au sachet de lait propitiatoire distribué ostentatoirement au pauvre *talibé* devant le feu rouge ? Posons-nous réellement des actes pour faire avancer les idéaux de justice et de solidarité prônés par notre société et notre religion ou cherchons-nous plutôt à soigner notre mauvaise conscience ?

L'ostentation et ses atours cultivés dans nos sociétés n'arriveront jamais à cacher la misère de l'être. C'est connu, chercher à paraître est bien moins difficile que travailler à être. Ici, l'effort à fournir est un éternel recommencement inspiré par l'humilité ; là, l'exercice se cantonne au renouvellement de jolis vêtements ou d'un discours esthétique dont la sincérité ne va pas plus loin que le bout des lèvres qui ont servi à l'articuler élégamment.

Le soignant doit garder intact son sens de l'indignation et se refuser à certaines formes de compromission. Cette exhortation d'un vieux militant interpelle aussi les professionnels de la santé : *« En vous comportant ainsi, vous perdez l'une des composantes essentielles qui fait l'humain. Une des composantes indispensables : la faculté d'indignation et l'engagement qui en est la conséquence »*[67].

Se taire devant certaines situations est aussi coupable que d'en être un protagoniste actif. Même un respect aveugle de ce qui serait la loi ne doit pas le justifier. En effet, la loi est générale et il est des cas particuliers où le jugement de l'individu est essentiel. *« Une chose n'est pas juste parce qu'elle est la loi. Mais elle doit être loi parce qu'elle est juste »*, écrivait Montesquieu[68]. Bernard Hœrni ajoute : *« Les hommes ne sont pas faits pour suivre la déontologie aveuglément. C'est la déontologie qui est faite pour éclairer les hommes »*[69]. Ceci nous rappelle que nous pouvons être amenés à transgresser une loi car ne pas le faire produirait plus de tort que de bien. Autrement dit, nous sommes libres de suivre ou de ne pas suivre parce que nous sommes aussi responsables. Cette responsabilité nous est dictée par notre conscience qui ne saurait s'aligner sur un concept général fût-il, rappelons-le, la loi morale, le code de déontologie ou encore les consignes ou ordres du chef.

Le soignant doit donc garder son esprit critique et rester vigilant par rapport aux intérêts des populations. Il doit participer à promouvoir les valeurs qui fondent une République et qui reposent sur un juste dosage entre les intérêts de l'individu et celle de la collectivité. Il doit par exemple rappeler que le mercantilisme et la rentabilité oublieuse de l'homme sont irrecevables dans un système de soins qui se respecte. Il doit mettre en avant le respect de la personne humaine et affirmer sans équivoque qu'autrui est un être unique et précieux.

---

[67] Stéphane Hessel, *Indignez-vous !* Montpellier, Éditions Indigène, 2010, 29 pages.

[68] *In* Bernard Hœrni, *Éthique et déontologie médicale*, *op. cit.*

[69] Bernard Hœrni, *op. cit.*

De plus, de par les relations qu'il entretient avec toutes les couches sociales, le soignant est un témoin de son temps. Il peut ainsi jouer le rôle de vigie de la société et son éthique peut se prolonger dans la pensée politique et participer à la définition de vraies valeurs sociales.

Des médecins l'ont remarquablement fait par le passé, s'érigeant en vigie pour la sauvegarde des valeurs à un moment où la société ou les hommes « politiques » n'ont pas su le faire. Pour cela, nous devons susciter de vrais débats autour de questions essentielles. *« De quelles ambitions effectives, de quelles excellences de pratiques et d'institutions, médecins et soignants sont-ils porteurs ? À quel bien vise la médecine ? Qui concerne-t-elle ? Comment et jusqu'où assumons-nous nos volontés de justice et d'équité démocratiques dans la répartition de ce bien que constituerait la santé ? »*[70].

En répondant à ces questions, nous devons réaliser que si notre rôle est de prendre correctement en charge le malade et sa maladie (ce que nous peinons déjà à réussir dans nos pays), notre mission ne s'arrête pas pour autant à une fonction de guérisseur. Car la réinsertion sociale, l'accompagnement et le suivi dans la vie de tous les jours devraient aussi être des missions d'un système de soins performant. Tout ceci fait appel à des valeurs qui fondent une société (réellement) démocratique (égalité, respect, solidarité), valeurs qui nous conduisent à la dimension politique de l'éthique dont nous ne saurions faire fi.

Sachons donc opposer à la logique purement économique la valeur sociale et le rôle démocratique de nos hôpitaux et de notre système de santé en général surtout dans des contextes comme les nôtres marqués par la pauvreté.

---

70 Emmanuel Hirsch, *L'éthique au cœur des soins, un itinéraire philosophique*, *op. cit.*

CHAPITRE V

ÉTHIQUE MÉDICALE, RELIGION ET MORALE TRADITIONNELLE

Il vaut mieux mettre son cœur dans la prière sans trouver de paroles que trouver des mots sans y mettre son cœur.

Gandhi

La formulation d'une éthique ne peut s'affranchir du contexte historique, socio-culturel ou économique. On ne peut donc omettre la culture ou les croyances religieuses dans l'expression des principes éthiques car les traditions ancrent fortement toute réflexion menée au sein d'une société.

La médecine a pour rôle de remédier à la souffrance de l'homme, ce qui rappelle d'ailleurs le sacrement. Georges Bernanos l'exprimait ainsi : *« Quiconque cherche la vérité de l'homme doit s'emparer de sa douleur »*[71]. Donc, la morale traditionnelle, qu'elle soit puisée dans la spiritualité « laïque » ou les messages religieux qui veulent que l'homme écoute, accueille, protège et apporte son secours à son prochain, peut s'appliquer à la médecine et pourrait inspirer tout soignant adepte d'une religion ou non ; celui-ci devrait réaliser que la solidarité ou l'aide aux personnes vulnérables sont des valeurs fondatrices des religions autant qu'elles sont essentielles à l'éthique du soignant.

Un de mes patients – homme d'une grande piété s'il en est – me racontait son expérience heureuse d'un hôpital public européen d'où il rentrait après des soins médicaux

---

[71] Georges Bernanos, *La joie*, Paris, Éditions Poche, 1968, 244 pages.

complexes. Il avait été plutôt traumatisé par l'attitude peu charitable de certains soignants de son propre pays, de surcroît ses coreligionnaires. C'est donc loin de chez lui qu'il rencontre des médecins et infirmiers si pleins d'aménité et d'empathie bien que de culture différente, athée de surcroît – des mécréants auraient-il dit s'il n'avait eu un sentiment plus clément vis-à-vis d'eux depuis qu'il avait bénéficié de leurs soins.

Ne tarissant pas d'éloges pour ces professionnels au grand cœur, et désabusé par sa mésaventure hospitalière africaine, il ne put s'empêcher de me faire partager cette conviction qu'il s'était forgée : *« Tu sais, j'ai fini par me résoudre à croire que Dieu nous a dépouillés du sens et de l'esprit de la vraie religion qu'il a investi dans ces gens qui ne prient plus, en ne nous laissant qu'une coquille vide se résumant en un rituel et quelques apparences trompeuses comme le bourdon, la Djellaba brodée, le long chapelet serti des pierres de la Terre Sainte, les poils grisonnants d'une barbe fournie ou les quelques versets mal compris que nous pontifions avec l'assurance d'être les préférés du Créateur ».*

Passablement frustré par cette réflexion qui n'était cependant pas dépourvue de bon sens, je tentais de défendre les collègues africains dont beaucoup, à n'en pas douter, sont autant capables d'humanité qu'un soignant peut l'être.

De l'enrichissante discussion qui suivit, nous parvînmes à la conclusion que les soignants qui oublient la mission humaniste de leur métier ont simplement à apprendre l'essence de leur religion qui est une manière d'être et pas une façon de paraître ; qu'il leur faut épouser une croyance puisée dans le cœur et qui ne se résume pas à une simple gymnastique du corps. En un mot, une foi fondée sur une conscience et une responsabilité qui appellent à la transcendance qui donne accès au message divin. En effet, toutes les religions en font une vérité fondamentale : c'est dans le respect de son prochain (dans la responsabilité vis-à-vis de l'autre), en particulier de celui qui est le plus vulnérable, qu'on se rapproche de Dieu et qu'on épouse les vraies valeurs que Ses prophètes ont voulu nous rappeler à travers les siècles.

Le professeur d'islamologie Tariq Ramadan nous indique ce qu'a été le message de la religion musulmane : *« De la nature à l'exigence de l'éthique et de l'équité dans le comportement humain, tout renvoie au souvenir du Créateur, dont la manifestation première est la bonté et la clémence »*[72].

Ainsi, même si des armes crépitent encore trop souvent ou que des propos incendiaires sont vociférés par des fondamentalistes égarés prétendant parler ou agir au nom de Dieu – l'homme est parfois si peu raisonnable et manque tellement de retenue –, le message essentiel de toutes les religions est le même : Dieu est amour et justice. Ce message s'est poursuivi dans celui de la spiritualité laïque qui a fondé toutes les démocraties modernes.

Ainsi donc, le corpus moral de la religion pourrait être (devrait être) un sillon lumineux pour tout soignant qui se veut être un croyant. En vérité, l'humanisation du système sanitaire et l'avènement de l'hôpital, lieu où sont prodigués des soins à toutes les personnes, sans discrimination doivent beaucoup aux religions.

En Occident et en particulier dans la Grèce antique, très tôt ont existé des lieux où on soignait des malades et qui représentaient des temples dénommés *Asklepiea* du nom d'Asclepios (Esculape), dieu grec de la médecine. D'autres

[72] Tariq Ramadan, *Muhammad, vie du Prophète*, Paris, Éditions Archipoche, 2009, 383 pages.

lieux de soins (*Medicatrinae*[73], *Valetudinaria*[74]) virent le jour en Grèce et à Rome[75].

Si les premiers vrais hôpitaux occidentaux sont romains, construits pour accueillir les soldats blessés, l'hôpital, conçu comme un lieu d'accueil et de soins de tous les patients, quels que soient leur âge, leur genre, leur nationalité, leur condition sociale ou leur religion a été inspiré par la parole du Christ : *« Tu aimeras ton prochain comme toi-même ».* Ce commandement faisait ainsi de la fonction de soin une œuvre pie à la fois humaine et divine.

C'est ainsi que fut fondé en 372 par Saint Basile le premier véritable hôpital public en Occident, à Cesaree de Cappadoce. Même lorsque l'esprit du lucre est venu envahir les hôpitaux, trahissant le message de solidarité du Christ au point de voir les malades malmenés, ce sont des hommes d'Église comme Saint-Jean de Dieu qui ont redonné à l'hôpital sa grande et noble mission au service de la personne humaine[76].

L'islam ne fut pas en reste comme en témoignent les remarquables structures hospitalières construites dans le monde arabo-musulman y compris en Afrique du Nord, comme les célèbres hôpitaux de Bagdad, de Damas ou encore du Caire ou de Kairouan construits aux 8ème et 9ème siècles[77]. Puis suivirent des efforts de réglementation avec la formulation de règles d'éthique et de déontologie.

---

73 Terme utilisé par Hippocrate pour désigner la boutique du médecin où il tenait les instruments et les remèdes et où il réalisait ses opérations.

74 Terme latin signifiant infirmerie, hôpital.

75 Roberto Margotta, *Histoire illustrée de la médecine*, Paris, Éditions Deux Coqs d'Or, 1968, 308 pages.

76 Roberto Margotta, *ibid.*

77 Alassane Wade, *L'Islam et le monde moderne*, *op. cit.*, Roberto Margotta, *Histoire illustrée de la médecine*, *ibid.*

Le soignant peut puiser dans la morale religieuse (mais aussi traditionnelle) pour éclairer sa pratique : *« en tout homme, respecte l'homme », « Dieu est doux et Il aime la douceur en toute chose »* (Hadith rapporté par Bukhari et Muslim). *« Heureux les doux, ils auront la Terre en héritage »* (parole du Christ dans l'évangile de Mathieu)[78]. Ces paroles épousent parfaitement l'éthique du soignant.

Le prophète Muhammad (PSL) situe la médecine au deuxième rang des sciences après la théologie comme en témoigne ce hadith : *« la science est double, celle des religions et celle des corps »*[79].

Ce rôle majeur de la médecine trouve d'ailleurs son écho dans les propos des premiers médecins arabo-musulmans. Ali Abbass El Majussi, successeur de Rhazes, considérait que la médecine était la plus éminente de toutes les sciences et la plus utile de toutes parce que tous en avaient besoin[80].

Mais la religion musulmane ne s'est pas arrêtée à souligner son intérêt pour la médecine, elle a aussi montré l'importance de l'éthique des soignants qui doivent être des exemples au sein de la société en blâmant ceux d'entre eux que caractérisaient la désinvolture et la cupidité. Le prophète Muhammad (PSL) disait encore ceci : *« n'est pas des nôtres celui qui ne respecte pas nos vieillards et n'est pas tendre avec nos jeunes »*[81]. On peut imaginer qu'il parle encore plus de ceux qui ne respectent pas nos jeunes et nos vieillards rongés par la maladie et minés par la souffrance.

Il arrive que nous oubliions que le message véhiculé par les religions est avant tout un message d'humanisme qui ne saurait se résumer à la seule dimension de la prière et des

78 *In* Nicole Masson, *Petit recueil de pensées chrétiennes*, Paris, Éditions du Chêne, 2010, 192 pages.

79 Alassane Wade, *L'Islam et le monde moderne*, *op. cit.*

80 Alassane Wade, *L'Islam et le monde moderne*, *op. cit.*

81 Alassane Wade, *L'Islam et le monde moderne*, *op. cit.*

autres actes de dévotion. Rochdy Ali, parlant du prophète Muhammad (PSL), rappelait qu'il *« fut tout autant Professeur de politesse que Maître de spiritualité »*[82]. Ce Professeur de politesse s'évertuait à enseigner à sa communauté l'importance de la bonté en rappelant que le meilleur des hommes est celui qui est le meilleur pour les hommes. Ce message allait au-delà de la couleur de la peau, de l'appartenance politique, sociale ou religieuse. Il s'agissait d'un message du cœur s'évertuant à promouvoir le bien.

La générosité, la compassion, l'amitié sont des valeurs cultivées aussi par la religion chrétienne tout comme par le message mosaïque.

La religion chrétienne, en considérant chaque être comme une personne unique et inimitable, fait du respect de la personne humaine et l'engagement de chacun envers l'autre une exigence[83].

« Les saints qui ont le plus aimé Dieu sont ceux qui ont le plus aimé les hommes », disait Saint Jérôme. La parole du Christ a souvent mis l'altruisme en avant : *« Si quelqu'un veut être le premier, il sera le dernier de tous et le serviteur de tous » (Marc, 9-35) ou encore « Quiconque s'élèvera sera abaissé et quiconque s'abaissera sera élevé » (Mathieu, 23-12)*. Le chrétien doit être dans le camp de ceux qui souffrent car *« Dieu est dans le camp de ceux qui souffrent »* rappelait le pape Jean Paul II[84].

Nous ne devons pas nous contenter d'une morale ambiante, de convenance et hypocrite où les valeurs proclamées dans les discours sont foulées au pied dans la

---

82 Alassane Wade, *op. cit.*

83 Conseil pontifical « Justice et Paix », *Compendium de la doctrine sociale de l'église*, 2e édition, Abidjan, CEDA/NEI, 2008, 530 pages.

84 Nicole Masson, *Petit recueil de pensées chrétiennes*, *op. cit.*

minute dès la sortie de la mosquée, de l'église ou de la synagogue. De même, nous devons aller au-delà des pétitions de principes et des résolutions ou déclarations solennelles.

L'enseignement des religions comme les principes contenus dans la pensée laïque ne valent que lorsqu'on sait en faire profiter l'être humain, tout être humain, tout dans l'être humain. La religion catholique, par exemple, rappelle ainsi l'importance de l'éthique du concret : *« la prière authentique se prolonge en service généreux »*, disait le Pape Jean Paul II. Mère Térésa exprime cette vérité dans une formule qui traduit ce qu'a été sa formidable vie au service des autres : *« Soyez la vivante expression de la bonté de Dieu. Bonté sur votre visage, bonté dans vos yeux, bonté dans votre sourire, bonté dans votre accueil plein de chaleur »*[85].

Les notions de liberté, de conscience et de responsabilité apparaissent également clairement comme des vertus du croyant. La doctrine sociale de l'Église nous rappelle notre vocation d'être libre : la liberté est un signe très élevé de l'image divine et, par conséquent, un signe de la dignité sublime de chaque personne humaine. Cette liberté va avec la responsabilité : *« il n'est plus rien de futile pour le chrétien, tout engage l'éternité », « être tout moi, c'est être tous les autres »* ; ces formules de François Mauriac[86] et du philosophe espagnol Miguel de Unamuno[87] nous rappellent celle de Sartre sur la responsabilité. Chaque croyant est censé être un creuset dans lequel se mire l'humanité tout entière. S'en remettre à Dieu *(at-tawwakkul alâ Allah,* selon la religion musulmane*)* n'exclut donc pas d'assumer pleinement sa responsabilité en refusant de se cacher dans

---

85 *In* Nicole Masson, *op. cit.*

86 *In* Nicole Masson, *op. cit.*

87 Miguel de Unamuno, *Le sentiment tragique de la vie*, Paris, Gallimard, 1917, 388 pages.

un fatalisme coupable car comme il est écrit dans le Coran *« personne ne portera en fardeau la responsabilité d'autrui » (Sourate 6, verset 164).*

La conscience et le libre arbitre invitent ainsi le croyant à n'obéir à la loi que lorsqu'elle est juste et à ne pas la suivre lorsqu'elle est inique et porteuse de violence, juste parce qu'elle est la loi ou que les autres s'y plient.

De plus, il est aisé de prouver que les religions ne sont pas si « dogmatiques » au point de ne pouvoir s'inscrire dans la dynamique que requiert une démarche éthique. En effet, on pourrait être tenté d'imaginer que l'éthique, appelée à s'inscrire dans un incessant mouvement fondé sur l'esprit critique s'accommoderait difficilement des religions qui véhiculent des dogmes qui sont, par essence, immuables. Rien n'est moins vrai car les religions sont antinomiques avec les morales figées auxquelles on les assimile trop souvent : *« Rien n'est contraire à ce qu'on nomme la religion comme ce qu'on nomme la morale ; la morale enduit l'homme contre la grâce »* comme le soulignait l'écrivain français Charles Péguy[88]. Le croyant doit participer à la réflexion éthique sur la vie et sur l'humain. Le philosophe Souleymane Bachir Diagne nous rappelle que dans la perspective islamique (ce qui est vrai d'ailleurs pour le christianisme), le questionnement continu en tenant compte des éléments factuels est une nécessité. De ces questionnements, nous devons tirer des attitudes adaptées qui peuvent nous sortir des habitudes dans lesquelles un conformisme paralysant nous a plongés. Diagne rapporte l'attitude du prophète Muhammed (PSL) devant les questions qui se posaient au sein de la communauté : *« Comment fallait-il entendre tel passage coranique ? demandait un compagnon. Il l'éclairait. Que fallait-il faire dans telle circonstance ? Il répondait. Mais il*

---

[88] *In* Nicole Masson, *op. cit.*

avait interdit que l'on en vînt à poser des problèmes de pure spéculation, imaginant et fabriquant des situations dans une casuistique qui, se prenant elle-même pour objet, se déconnecterait ainsi du mouvement de la vie qui seul apporte et pose les questions. Le sens de cette interdiction est clair : il faut laisser l'avenir ouvert et ne pas chercher à imaginer les possibles seulement pour les saturer ensuite et dès lors les fermer »[89]. Pouvait-il en être autrement pour une religion qui incite à apprendre du berceau jusqu'au tombeau et qui invite à aller chercher la science jusqu'en Chine ?

Les religions chrétienne et musulmane considèrent que la doctrine sociale doit être orientée par les textes sacrés, mais elles restent attachées à une réflexion sur l'évolution de la société. Elles nous invitent ainsi tout à la fois à une continuité inspirée par le message divin et au renouvellement exigé par les réalités de notre époque.

Évidemment, certaines questions comme l'avortement, l'euthanasie (*« tu ne tueras point »*) ou encore la fécondation in vitro (*« la sexualité est ancrée dans l'amour et le mariage »*) seront confrontées, dans les pays africains où la croyance est forte, aux messages des religions. Les réponses ne seront pas nécessairement celles de l'Occident ou d'autres régions du monde qui expriment différemment leur spiritualité. De plus, ces réponses peuvent différer d'une religion à l'autre et même au sein d'une même religion. Mais acceptons de poser le débat dans le respect des opinions des uns et des autres en sachant que chaque société a un regard sur le monde qui l'amène à avancer selon une vitesse qui lui est propre. Menons la réflexion éthique, en sachant qu'elle sera toujours tributaire du temps, du lieu et des réalités de chaque groupe.

---

89 Souleymane Bachir Diagne, *Comment philosopher en Islam ?* Dakar, Éditions Jimsaan, 2014, 149 pages.

On voit d'ailleurs (la preuve encore que les religions ne sont pas si figées que cela) que des évolutions sont notées : l'avortement thérapeutique, l'importance des greffes d'organes ou la mort encéphalique sont reconnus par certaines religions. Il est vrai que la religion peut s'arcbouter sur certaines vérités considérées comme sacrées ; mais il en est de même des défenseurs de la République qui a aussi des fondements opérant aux yeux de certains comme des vérités immuables.

Ainsi les messages des religions devraient plutôt être vus comme des viatiques universels nourrissant sans cesse nos consciences et nos cœurs pour adapter nos réflexions sur les questions sociales de notre époque. En cela, ils nous invitent à adopter une attitude plus éthique. Tariq Ramadan résumait ainsi ce que fut la vie du prophète Muhammad (PSL), un homme extraordinairement bon et libre : *« son amour illuminant son sens éthique le rend bon ; son sens éthique orientant ses amours le rend libre »*[90].

Le sage et l'oisillon

Amadou Hampaté Ba nous rapporte une belle histoire de Tierno Bocar dont tous les soignants et ceux qui voudront exercer un métier de la santé, et même tous les hommes, devraient s'inspirer[91].

> « S'adressant aux aînés de ses élèves, Tierno développait la signification ésotérique du chapelet Tidjani. Nous étions tous sous le charme. À l'extérieur, le vent soufflait… Une rafale ébranla la charpente. Sous le choc, un nid d'hirondelle, qui était situé en équilibre en haut du mur, sous l'avancée du toit, s'entrouvrit. Un poussin tomba en piaillant. Nous lui jetâmes un regard indifférent… Tierno termina sa phrase, puis se tut. Il se dressa, promena un

[90] Tariq Ramadan, *Muhammad, vie du Prophète*, *op. cit.*

[91] Amadou Hampaté Bâ, *Vie et enseignement de Tierno Bokar*, Paris, Éditions du Seuil, 1980, 254 pages.

regard attristé sur ses élèves et tendit les doigts… vers le petit oiseau :
- Donnez-moi ce fils d'autrui.
Il le prit dans ses mains réunies en forme de coupe. Son regard s'éclaira :
- Louange à Dieu dont la grâce prévenante embrasse tous les êtres ! dit-il.
Puis déposant l'oisillon, il se leva, prit une caisse et la posa au-dessous du nid. Il sortit et revint peu après. Entre ses doigts, nous vîmes une grosse aiguille et un fil de coton… Il déposa le petit d'hirondelle au fond du nid qui s'était déchiré et répara celui-ci avec le même soin qu'il mettait autrement à broder les boubous… Nous attendions impatiemment la suite de sa leçon ; mais au lieu de reprendre le chapelet qui servait de base à ses explications, il le laissa de côté. Après un moment de silence, il s'adressa à nous :
- Il est nécessaire que je vous parle de la Charité, dit-il, car je suis peiné de voir qu'aucun de vous n'a suffisamment cette vraie bonté du cœur. Et cependant quelle grâce !... Si vous aviez un cœur charitable, il vous eût été impossible d'écouter une leçon, portât-elle sur Dieu, quand un petit être misérable vous criait au secours ».

Cette histoire renvoie à l'image des étudiants en médecine qui, sans avoir salué le patient, ni même s'être enquis de son nom ou de ses plaintes, préfèrent écouter les explications du Professeur pendant que le pauvre malade gémit ou qu'il lape désespérément l'air qui manque à son poumon gorgé d'eau. D'autres trouvent que le mieux qu'ils ont à faire est de s'appliquer à faire vociférer au vieux bronchiteux au souffle coupé le fameux 33 ou le Boubacar *made in Africa*, ou encore de tirer la jambe fracturée pour analyser l'angle de course d'une hanche sans se préoccuper de la grimace retenue du patient. L'essentiel est de savoir percuter la poitrine fut-elle endolorie pour accrocher au tableau de chasse le fameux trépied de Gaillard[92] ou, plus grave, enfouir un index au tréfonds d'un vieux patient pour analyser le sillon de la prostate qu'on a tant rêvé de toucher du doigt !

Le pire a existé : de jeunes médecins, anxieux de ne pouvoir maîtriser certains gestes, n'ont pas hésité à faire leur apprentissage sur des malades comateux. À l'ère de la simulation, les institutions de formation pourraient bien se procurer des mannequins pour cela. Mais le plus grave est que ces jeunes médecins pensent que l'essentiel est d'apprendre ces gestes et que cela servira à leurs futurs malades et à l'humanité. Ils sont pour ainsi dire dans la logique de leur éthique de l'utilitaire : *« puisque cela va servir et que ce ne sont que des comateux ou des cadavres, cela se justifie »*. On ne leur a pas appris que la science et la technologie ne sauraient progresser en bafouant les règles de la décence qui fonde l'humanité. On ne le leur a pas dit que les médecins nazis voulaient vaille que vaille faire avancer la science lorsqu'ils prenaient des êtres humains pour des cobayes. Au-delà du fait que cette attitude immorale n'a pas apporté grand-chose au progrès scientifique, il y a surtout que l'exercice d'un métier et son apprentissage ne peuvent être dissociés d'une conscience qui ne permet pas de tout faire. Autrement dit, arriver à une fin prétendument utile à l'homme ne justifie pas toujours l'utilisation de n'importe quel moyen.

La leçon de Tierno vaut aussi parce qu'il a du métier (réparant le nid avec dextérité), autant que de la science (l'exégèse de la parole de Dieu et de Cheikh Ahmed Tidjane) et de l'humanité : il se préoccupe avant tout d'un petit oisillon, *« fils d'autrui »* abandonné à lui-même. S'y ajoute une belle dimension pédagogique car Tierno prêche par l'exemple.

---

92 Syndrome traduisant la présence d'eau autour des poumons.

Voilà, me semble-t-il en une histoire, exprimée la vocation du soignant : une science, une technologie, une pédagogie et, on devrait dire surtout, un humanisme. La Charité de Dieu ne saurait être négligée au prétexte d'écouter une leçon sur Dieu car l'une ne va pas sans l'autre ; de même, l'humanité est indissociable du métier du soignant. Elle doit compléter et sublimer ses connaissances scientifiques et son savoir-faire technique. Ainsi, de même que les croyants devraient pratiquer une religion de la gentillesse et de l'honnêteté au quotidien, les soignants devraient choisir l'éthique de la tendresse et de l'attention de tous les instants.

Chapitre VI

Les défis éthiques africains vus à travers quelques exemples

L'importance du respect de la déontologie et la nécessité de s'inscrire dans une réflexion éthique permanente peuvent être illustrées à travers quelques exemples représentant de véritables défis en Afrique : le secret médical, la relation avec les lobbys pharmaceutiques ou autres, la coopération Nord-Sud en matière de recherche, l'accompagnement en fin de vie, la prise en charge des personnes âgées et des déficients mentaux.

1. Le secret médical

Le secret médical est un principe majeur de la médecine. En effet, le médecin a accès à l'intimité du patient qui lui fait des confidences sur ce qui peut être jusque-là inconnu de son conjoint, son frère, sa sœur, ses parents, ses enfants, ses amis. Le secret médical n'appartient même pas au patient et celui-ci ne peut donc en délier le médecin.

Le secret peut être délicat (infidélité, addiction, voire pédophilie). Il s'agit donc d'une immense confiance qui implique chez le soignant une lourde responsabilité qui l'oblige à faire preuve d'une discrétion sans faille afin de garder un secret toute la vie, voire même après la mort du patient ; ceci a pour but essentiel de préserver les intérêts et la réputation de celui-ci.

Bien entendu, le secret peut être partagé avec une tierce personne (dans le cas de certains pays qui ont introduit cette notion de « personne de confiance ») et les membres d'une équipe qui a en charge les soins du patient, dans les limites qui peuvent être déterminées selon le niveau d'implication du soignant (infirmiers, autres médecins spécialistes, médecin conseil d'une caisse d'assurance-maladie, etc.). Ce qui doit être diffusé et la personne à qui cela doit être communiqué reste protégé.

Des dérogations au secret médical existent. Elles ont pour but de protéger l'individu (octroi d'un régime d'accident du travail, attribution d'une pension…) ou la collectivité (cas des maladies contagieuses) tout en s'attachant à respecter l'intimité du patient. Ce secret médical, principe si important de la médecine, témoignant de la confiance que le patient et la société tout entière placent dans le soignant, est malheureusement souvent soumis à rude épreuve. Il est en effet aisé de constater que le secret qui entoure la fortune est bien mieux gardé que le secret médical dans nos sociétés, si bien que le salaire ou le compte bancaire restent un mystère pour le conjoint, le frère, le père alors qu'à l'inverse, si vous souffrez d'une gonococcie, du SIDA ou d'un cancer, vous courez le risque que votre maladie soit vite étalée sur la place publique. Le médecin a pu le dire à l'infirmier qui l'a raconté, sous le sceau du secret, à sa cousine, qui elle-même n'a pas résisté à en parler à son époux, en espérant que la parole glissée sous l'oreiller n'aura aucun écho en dehors de la chambre même si elle y a fait une brève allusion dans le salon de coiffure…

Plusieurs obstacles s'opposent à la bonne tenue du secret ; les uns sont intrinsèques au soignant et les autres lui sont extérieurs. Les facteurs intrinsèques reposent essentiellement sur la formation à la déontologie et par le fait que les soignants savent être, comme tous les hommes, curieux et bavards ; dire comment on a soigné une personnalité, donner les détails de son diagnostic procurent aisément un statut de star lors d'un dîner mondain. En effet, *« plus grand le secret, plus tentante l'indiscrétion »* [93] Or, n'oublions pas que le soignant n'a même pas à dire en public qui il soigne.

Il existe d'autres facteurs plutôt extérieurs qui peuvent avoir un impact sur la sauvegarde du secret médical : la nécessité de transparence de plus en plus réclamée pour les hommes publics (la santé d'un chef d'État par exemple), la question de la sécurité (jusqu'où faut-il garder le secret devant une maladie génétique ou contagieuse pouvant atteindre un partenaire ou la communauté ?), le nombre important d'acteurs intervenant dans la santé de l'individu (compagnies d'assurance, personnels administratifs, informaticiens, etc.).

Au-delà de ces contraintes qui constituent un défi dans toutes les sociétés contemporaines, nous assistons en Afrique à l'étalage dans les journaux de photos d'adultes malades réclamant de l'aide, d'enfants au ventre gonflé par la maladie ou l'œil révulsé par une tumeur, un diagnostic et un devis d'une intervention chirurgicale à la clé ; d'autres viennent témoigner à la radio de l'aide qui leur est apportée, parfois de façon ostentatoire, par tel politicien ou homme d'affaires propageant ainsi ce qui devait être une question intime. De plus, dans les pays africains, l'entourage joue un rôle de premier plan qui le met au cœur de la prise en charge, car la famille et les proches sont souvent présents du début à la fin du processus de soins, pallient les défaillances du système sanitaire (achat des ordonnances, surveillance du patient hospitalisé, acheminement des prélèvements sanguins vers d'autres structures…). Il est ainsi difficile de cacher un secret à celui qu'on appelle dans certains pays le *sponsor,* c'est-à-dire le parent - plus aisé - qui subvient aux besoins du patient, paie les frais

93 Jankélévitch, in Bernard Hœrni, *Éthique et déontologie médicale*, 2e édition, Paris, Masson, 2000, 115 pages.

d'hospitalisation, achète les médicaments, ce qui en fait l'interlocuteur privilégié des soignants.

Pour surmonter ces contraintes, le soignant ne doit pas s'arrêter à considérer le secret médical comme une simple prescription du code de déontologie, mais bien comme un outil essentiel destiné à protéger le patient. Une réflexion spécifique doit être menée en Afrique en tenant compte des réalités socio-économiques et culturelles tout en gardant à l'esprit l'importance de la préservation de l'intimité et de la dignité du patient : celui-ci doit déterminer ce qui peut être divulgué à la famille, à l'entourage et même au *sponsor*. Il faudra également trouver la bonne pédagogie pour faire admettre à l'entourage que tout ne saurait lui être divulgué.

2. La relation avec les lobbys pharmaceutiques

L'inégalité d'accès aux soins se traduit en grande partie par une inégalité d'accès aux médicaments. On considère que 80 % de la population mondiale la plus pauvre et qui porte le plus lourd fardeau de morbidité se partage 13 % des médicaments essentiels. En Afrique, une personne sur deux n'a pas accès à ces médicaments essentiels[94].

Les prix élevés des médicaments de l'industrie pharmaceutique occidentale jouent un rôle déterminant dans la restriction à l'accès aux soins des pays pauvres. Ce secteur, c'est le moins qu'on puisse dire, respire la santé financière : ses ventes ont doublé entre 1999 et 2003[95].

Il est vrai que les grandes firmes, motivées en cela par certains évènements qui ont fragilisé les pays du Sud (dévaluation du franc CFA, avènement de l'épidémie du SIDA), développent des politiques visant à participer à

---

[94] Margaux Dupont, « Les politiques d'accès aux soins de l'industrie pharmaceutique dans les pays du Sud : outil de communication ou véritable engagement », *in Santé internationale, les enjeux de santé au Sud*, Paris : Presses de Sciences Po, 2011, pages 303-317.

[95] Margaux Dupont, *ibid.*

l'amélioration de l'accès aux soins (dons de médicaments, tarifs préférentiels, impulsion de programmes de recherche, sensibilisation et éducation des populations, formation médicale continue des professionnels de santé...). Mais ces actions ne sont pas gratuites et ont des retombées pour l'industrie pharmaceutique : la responsabilité sociale de l'entreprise est un moyen incontournable pour attirer les investisseurs, des avantages fiscaux sont octroyés, la baisse des prix ouvre de nouveaux marchés, augmente le volume des ventes et donc le chiffre d'affaires en s'opposant à la concurrence des pays émergents produisant des médicaments génériques à faible coût.

Ainsi, cette *« pharmaco-philanthropie »* participe certes à une certaine promotion de l'accès aux soins, mais elle n'en profite pas moins aux grandes firmes pharmaceutiques (les *« big pharma »* comme on les appelle) qui améliorent ainsi leurs revenus et leur image de marque.

De plus, certains constats renforcent l'idée que ces *« big pharma »* ne sont rien moins que des philanthropes. Certes, elles mettent plus d'argent dans la santé publique mondiale que l'Union européenne ou encore l'Organisation Mondiale de la Santé dont c'est la mission, mais seul 0,2 % de leur chiffre d'affaires est consacré à la santé du Sud alors qu'elles dépensent 150 à 200 fois plus pour leur marketing. De plus, leur investissement sur les priorités de santé des pays du Sud est infime (à peine 0,5 % des médicaments produits entre 1999 et 2003 concernent les maladies touchant surtout les pays du Sud)[96]. Certains dons ou aides concernent des médicaments inadaptés aux pays du Nord et peuvent créer de nouveaux besoins qui ne sont pas des priorités : on vous donne le médicament, vous le prescrivez et continuez à le prescrire après l'arrêt du don créant ainsi un nouveau marché.

---

[96] Margaux Dupont, *ibid.*

Enfin, l'aide est souvent limitée dans le temps et est loin de s'attaquer aux problèmes structurels qui relèvent bien entendu d'abord de l'engagement et de la vision des autorités politiques (organisation du système de soins, politiques de ressources humaines ou d'infrastructures de qualité).

Il revient donc aux États de mettre en avant des garde-fous pour protéger leurs populations. Mais les soignants doivent aussi rester vigilants tant leur relation avec les grandes firmes pharmaceutiques peut représenter un piège pour l'éthique et la déontologie qu'ils n'arrivent pas toujours à éventer.

Le code de déontologie (mais aussi l'éthique) nous exhorte à éviter *« de prescrire des analyses inutiles et des traitements qui ne sont pas suffisamment éprouvés avec un bon niveau de preuves », « de s'aliéner à un groupe, un clan ou des lobbys financiers »* ou encore *« de choir dans le mercantilisme ».*

Certaines prescriptions, bien que revêtues du sceau de la médecine moderne, n'ont pas toujours plus de preuves scientifiques que les écorces ancestrales des sorciers de la savane et de la sylve : en effet, beaucoup de médicaments occupant les rayons achalandés de nos officines et qui gonflent plus que de raison les ordonnances de nos médecins sont davantage le produit d'un marketing outrancier que d'une vérité scientifique prouvée. Dans les pays africains, cela pose autant la question de la formation médicale continue pratiquement inexistante que de nos relations avec l'industrie pharmaceutique qui se substitue à ce devoir de nos institutions (ordres, ministères, universités) en organisant cette formation qui peut certes être utile, mais ne manque pas d'être biaisé, car l'objectif principal est de vendre les médicaments, les bons comme les moins bons.

On se retrouve ainsi à participer à des enseignements postuniversitaires où des spécialistes fournissent des informations qui stimulent la prescription même lorsque celle-ci ne se justifie pas : il est en effet difficile pour un soignant qui a du mal à remettre en question ses connaissances acquises depuis de si nombreuses années sur les bancs de la faculté dont on ne se souvient que vaguement du chemin, d'être critique lorsqu'un grand Professeur, payé pour la circonstance, vous montre sur le ton d'un discours emphatique, une courbe prouvant que le médicament diminue de 50 % les complications d'une maladie. D'autant qu'il s'appuie sur un test statistique aussi significatif comme le montrent les nombreux zéros alignés derrière la virgule du fameux petit p ; petit, mais si convaincant pour prouver la grandeur de la science qui assoit la puissance du médicament[97]. Marketing oblige, on ne vous dira pas que la complication en question est si rare et n'arrive qu'une fois sur mille. Parfois, le message est simpliste alors que la réalité peut être si complexe. Pire, il est dans certains cas inexact, cherchant à vanter les mérites d'un médicament que celui-ci ne possède pas du tout.

Des médecins passifs, figés dans la routine, désarmés au plan scientifique, heureux parfois de décrocher un billet d'avion pour participer à un congrès, retour sur investissement, prescrivent parfois des médicaments inutiles, voire potentiellement dangereux. Beaucoup de médicaments sont ainsi largement prescrits dans nos pays pour des indications pour lesquelles ils n'ont pas l'autorisation de mise sur le marché. D'autres persistent longtemps sur nos ordonnances alors que leur pays d'origine, ayant remis en cause leur efficacité et leur innocuité, les ont retirés du marché. Citons le cas de la Nifédipine 10 milligrammes qui n'a plus d'autorisation de mise sur le marché en Europe depuis 1997

---

97 Le petit p est un test statistique qui démontre la puissance du résultat obtenu ; plus il est petit – comme en témoigne le nombre de zéros derrière la virgule – plus la relation statistique est jugée forte.

à cause du risque qu'il fait courir aux patients, mais qui reste encore largement prescrite en Afrique.

D'autres agissements graves sont notés et sont loin d'être anecdotiques. Des prescriptions se font moyennant rémunération. Des médecins se font équiper en contrepartie du nombre de boîtes de médicaments prescrits, certains laboratoires pharmaceutiques n'hésitant pas à se doter de moyens de contrôle en fournissant des ordonnanciers à double souche par exemple, la rémunération se faisant au prorata des copies gardées par-devers soi.

Il est arrivé que des praticiens se fassent eux-mêmes les représentants commerciaux de produits à l'efficacité et à l'innocuité douteuses. Il en est ainsi du commerce d'Aloe Vera censé soigner des maux aussi divers et variés (troubles de la libido, altération de la circulation sanguine, chute de cheveux, allergie, noirceur de la peau ou des dents, fragilité des os et des articulations, perte de mémoire, états de fatigue…) et qui a fait fureur au Sénégal. Des médecins assermentés ont joué le rôle de représentants commerciaux, touchant des commissions sur les ventes qu'ils ont contribué à booster, contribuant largement au succès de cette pharmacopée douteuse sans que l'Ordre des médecins ne s'en émeuve ou que le ministère de la Santé ou la représentation nationale ne manifestent la moindre désapprobation.

Il est désormais demandé aux praticiens des pays développés de déclarer leur conflit d'intérêts lors de leurs conférences. Cette pratique qui commence à faire des percées timides en Afrique est certes louable, mais les médecins doivent aller au-delà en menant un vrai débat éthique sur leurs relations avec l'industrie pharmaceutique ou tout autre partenaire potentiel. Que faut-il accepter ou refuser, quelles relations (saines) devons-nous tisser sans aliéner notre indépendance ? Ces questions doivent être discutées en ayant comme ligne de mire le respect des principes fondateurs de la profession de soignant. Nous devons y répondre en gardant à l'esprit que céder à la tentation des prescriptions biaisées par une information scientifique erronée ou, pire, pour obtenir une contrepartie quelle qu'elle soit revient à exposer le patient (médicament inadapté à son état clinique, coût exorbitant là où une autre molécule aurait pu être prescrite à un moindre coût – ce qui n'est pas rien dans nos pays où la prévoyance sociale est presque inexistante et où les raisons financières constituent, avec une information insuffisante, la principale cause de rupture thérapeutique).

Il est vrai que le partenariat public-privé est essentiel pour la promotion de la santé des pays du Sud comme l'est l'apport de l'industrie pharmaceutique. Le monde est ainsi fait, sommes-nous tentés de dire, un monde éloigné de celui qu'Indira Gandhi appelait de ses vœux et *« où il n'existerait pas de profit à partir de la vie et de la mort »*[98]. Mais chacun (le praticien, l'homme politique) doit prendre conscience que ses choix doivent être éclairés par les intérêts de la population qui peuvent se confondre avec ceux des *« big pharma »* ou, à l'inverse, en être divergents. Ceci nous ramène à l'indispensable éthique de la responsabilité.

3. La coopération nord-sud en matière de recherche

L'Afrique, si démunie et si vulnérable, apparaît comme le cloaque de tous les maux : selon certains préjugés tenaces, c'est en Afrique que les maladies poussent sinon elles viennent y prospérer. En effet, c'est l'Afrique le continent de prédilection du paludisme, du SIDA, de la tuberculose, de Ebola ou de la mortalité maternelle et infantile. Dans le même temps, nous voyons exploser les

---

[98] Indira Gandhi, Discours au cours de l'Assemblée mondiale de la Santé en 1982.

cancers ou les maladies cardio-vasculaires qui y constituent déjà la première cause de décès chez l'adulte et bientôt tous âges confondus. Et pourtant, la recherche y a été jusqu'ici particulièrement faible : les laboratoires pharmaceutiques consacrent à peine 1 % de leurs activités de recherche aux maladies dites « tropicales »[99].

Les contraintes liées à la pratique de la recherche au Nord tendent de plus en plus à faire délocaliser les projets de recherche vers le Sud dont l'arsenal juridique est si ténu. Ainsi, la fréquence et la diversité des maladies, la pauvreté, l'absence de cadre réglementaire contraignant rend l'Afrique attractive pour le développement de projets de recherche. Certains chercheurs n'ayant plus de filon à exploiter au Nord se tournent vers le Sud où on peut créer de l'originalité tant le terrain est vierge. La recherche Safari, cela rapporte en *impact factor*[100]. Certaines études sont de qualité, d'autres ne font que pérenniser l'idée que l'Afrique, les Africains sont si différents des autres. Il en est ainsi de toutes ces études qui tendaient à démontrer que l'Afrique est et sera longtemps épargnée par certaines maladies comme les affections cardio-vasculaires, car c'est dans les gènes et l'alimentation ; on sait que celle-ci n'est pourtant plus ce qu'elle était depuis longtemps. Quant aux gènes africains, ils doivent être aussi divers que l'est l'humanité. Que dire de ces chercheurs du Nord qui projettent encore dans les congrès occidentaux des photos d'africains aux membres boursouflés par l'éléphantiasis si ce n'est le testicule trainé dans une brouette ? Les photos, bien entendu en noir et blanc, nous racontent ce que fut

---

[99] Hélène Fournols, « Le déficit de la recherche et développement dans le domaine des maladies négligées », *in Santé internationale, les enjeux de santé au Sud*, Paris : Presses de Sciences Po, 2011, pages 503-513.

[100] Importance accordée à une publication dans une revue scientifique bien cotée.

l'Afrique coloniale et, hélas, ce qu'elle est dans quelques poches oubliées longtemps après les indépendances. Mais ces images font de l'anecdote un enjeu de santé publique qui se vend bien.

De cette recherche, le continent ne retire pas toujours des retombées significatives : ce ne sont pas toujours les pathologies les plus préoccupantes pour ces pays qui sont les plus étudiées, les progrès scientifiques autant que les dividendes financiers vont dans les pays du Nord, ce sont quelques rares chercheurs du Sud qui en tirent profit par une rémunération et la participation à la publication dans de grandes revues et une certaine renommée internationale. Ainsi, par exemple, sur les médicaments commercialisés entre 1975 et 1999, moins de 1 % concernait les maladies tropicales pourtant responsables de 17 millions de décès annuels. Les trois quarts de la population qui vivent dans les pays en voie de développement ne disposent que de 7 % des médicaments vendus dans le monde ; de même, plus de la moitié de la population de certains pays africains n'a pas accès aux médicaments[101].

Plus grave, on assiste au pillage des données génétiques des populations du Sud pour développer, là aussi surtout au profit du Nord, la pharmacogénomique[102]. Mintou Fall Sidibé, citant une expérience menée au Sénégal, fournit un exemple qui en dit long sur l'exposition de nos populations autant que sur la vulnérabilité devant les projets de recherche qui viennent d'ailleurs : *« dans les sociétés pauvres, la participation à la recherche est le seul moyen de bénéficier de soins ne seraient-ce que temporaires, ou*

---

[101] Mario Stasi, « L'exigence morale rejoint et dicte les préoccupations éthiques », in François Hirsch et Emmanuel Hirsch, *Éthique de la recherche et des soins dans les pays en développement*, Paris, Éditions Vuibert, 2005, pages : 137-143.

[102] Utilisation du profil génétique pour rendre la prescription d'un médicament plus adaptée.

d'en tirer d'autres dividendes... dans un village, certaines personnes ont négocié sans succès leur participation en échange de lait et du beurre... pour les enfants »[103].

Auparavant, dans les années 1970, un vaccin contre l'hépatite B avait été expérimenté au Sénégal, sans que les enfants sénégalais n'aient pu en bénéficier[104].

De graves conséquences avaient été observées dans le cadre d'essais thérapeutiques menés sur le continent. Il en est ainsi, par exemple de l'évaluation au Nord du Nigéria de la Trovafloxacine ou Trovan[R] médicament d'une firme occidentale destinée à soigner la méningite. L'essai avait conduit au décès de 11 enfants ainsi qu'à la cécité, la surdité ou l'apparition d'un autre handicap chez 200 autres[105].

Bien entendu, l'Afrique ne peut pas se mettre en marge de la recherche scientifique mondiale, mais elle doit absolument s'inscrire dans une logique de bonne pratique en travaillant à faire bénéficier, grâce à un partenariat nord-sud équitable, les résultats de la recherche menée sur son sol à l'humanité entière et aux populations africaines en particulier.

---

[103] Mintou Fall Sidibé, *Les droits du patient*, *op. cit.*

[104] Mario Stasi, « L'exigence morale rejoint et dicte les préoccupations éthiques », *Op. cit.*.

[105] Godfroy B. Tangwa, « Bioéthique et recherche biomédicale internationale sous l'angle de la philosophie et de la culture africaines », in François Hirsch et Emmanuel Hirsch, *Éthique de la recherche et des soins dans les pays en développement*, Paris, Éditions Vuibert, 2005, pages 55-78.

4. L'accompagnement en fin de vie

> ***De tous les accidents de notre existence terrestre, il n'y en a pas un qui soit dispensé avec autant d'inégalité que la mort.***
>
> **Charles Dickens**

Un autre exemple saisissant sur les insuffisances de notre système de soins ayant un retentissement poignant sur le respect dû au malade, reste la prise en charge des personnes en fin de vie et l'absence de véritables soins palliatifs. Respecter la vie, c'est aussi respecter la fin de vie et la mort. La fin de vie est largement influencée par le niveau de performance du système de soins et par les réalités socioculturelles.

En Occident, la question de la fin de vie est tributaire des progrès d'une médecine qui triomphe de plus en plus de maux jadis incurables. Ainsi, les affections chroniques comme les cancers, les maladies rénales et cardio-vasculaires sont mieux prises en charge, certaines guérissent, d'autres restent durablement stables. Les débats s'orientent de plus en plus vers l'amélioration de la fin de vie, l'acharnement thérapeutique, le rapport coût/efficacité de certains traitements, l'euthanasie passive ou active ou encore l'assistance au suicide. Ainsi, on voit émerger une opinion considérant l'agonie comme une situation indigne, faisant de l'euthanasie un combat pour la sauvegarde du respect de la personne. Mais si certains réfutent l'idée d'aider à mourir, tout le monde s'accorde sur l'importance d'aider à bien mourir car ce moment de la vie qui rapproche l'être de la mort est important pour le patient, sa famille et le deuil qui suivra. Il s'agit de refuser d'abandonner les patients, d'être proches d'eux et de leurs familles dans ces moments délicats. C'est cela le dessein des soins palliatifs qui reposent sur un soutien physique et psychique.

Si les soins palliatifs constituent une pierre importante de l'édifice du système de soins en Occident, on n'en voit pas encore le moindre fondement dans la majorité des pays africains. Nos hôpitaux privilégient les soins curatifs. Et quels soins curatifs !

Nos systèmes de soins, un demi-siècle après les indépendances, continuent de privilégier les affections aiguës et nous n'avons guère vu s'installer les maladies non transmissibles ; ce qui était plus que prévisible car depuis des décennies nous assistons à l'émergence des facteurs de risque (le tabac, la mauvaise alimentation, la sédentarité, la pollution). La conséquence est là, s'exprimant comme une rançon aux errements des politiques africaines et en particulier des politiques de santé. C'est ainsi que l'Afrique est à la fois le continent de prédilection de la mortalité maternelle et infantile (on y atteint des pics de 1000 décès maternels pour 100 000 naissances vivantes et 100 à 150 décès infantiles pour 1000 naissances vivantes), du paludisme, du SIDA ou encore de la tuberculose[106]. Mais en Afrique, les cancers, les maladies cardio-vasculaires et le diabète progressent particulièrement vite. Le diabète aura augmenté de 80 % dans la région Afrique d'ici à 20 ans. En 2030, il est attendu que les maladies non transmissibles représentent la principale cause de décès, passant devant la mortalité maternelle et infantile et les maladies infectieuses.

En vérité, ces maladies non transmissibles sont déjà une réalité en Afrique : 3 à 4 adultes sur 10 y sont hypertendus et les maladies cardio-vasculaires sont déjà la première cause de décès après l'âge de 45 ans. Or, les budgets

[106] « Inégales avancées vers les objectifs du millénaire », in *Afrique, Enfer et Eldorado, Le Monde diplomatique*, Manière de voir numéro 143, octobre-novembre 2015, pages : 48-49.

destinés à ces affections de longue durée sont dérisoires et moins de 3 % de l'aide internationale y est consacrée[107].

En 2007, on dénombrait en Afrique 700 000 nouveaux cas de cancers et 600 000 décès. La progression attendue de cette maladie dans les 50 prochaines années est de 400 pour cent. Au Sénégal, on estime à 6600 les nouveaux cas de cancer et à 5100 les décès annuels[108].

Les cancers tuent plus au Sénégal que le VIH/SIDA, le paludisme et la tuberculose. Ce mal n'épargne pas les enfants. Or, nos systèmes de soins sont bien désarmés devant ce mal : un enfant africain atteint de cancer a 20 fois moins de chance d'en survivre comparé à celui des pays développés[109].

On considère qu'environ 80 % des cancéreux à un stade avancé souffrent de douleurs modérées à sévères. En Afrique, seule une infime minorité bénéficie d'antalgiques adaptés. Ainsi, selon une étude réalisée en 2012 et 2013 par l'ONG Human Rights Watch, le Sénégal ne bénéficie que d'une quantité de Morphine suffisante pour soulager 194 patients là où les besoins pour les cancéreux sont estimés à 70 000 : seuls 2 ou 3 patients sur 1000 pourront voir leur mal pris en charge ; les 997 autres sont livrés aux affres de la douleur. Cette triste réalité sénégalaise vaut aussi pour l'Afrique en général : la consommation de Morphine y est 20 fois plus faible que la moyenne mondiale[110]. Or, même si la Morphine est un produit contrôlé, son usage devrait être vulgarisé pour le traitement de la douleur. Rappelons que le terme de cancer, que nous devons à Hippocrate, vient du grec *Cancros*, le crabe. Le sage de Cos faisant ainsi référence aux griffes lancinantes de la bête à une époque où

[107] Human Rights Watch, *Abandonnés dans l'agonie : le cancer et la lutte pour le traitement de la douleur au Sénégal*, 2013, 97 pages.
[108] Human Rights Watch, *ibid.*
[109] Human Rights Watch, *ibid.*
[110] Human Rights Watch, *ibid.*

des antalgiques efficaces n'étaient pas encore disponibles. Nous sommes au troisième millénaire. L'humanité et la médecine avec elle, a connu d'immenses progrès que manifestement nous avons du mal à faire partager au plus grand nombre. Espérons que nos dirigeants réalisent le chemin à parcourir qui ne devrait pas être aussi long que les siècles qui nous séparent de l'époque d'Hippocrate. Selon l'Organisation mondiale de la Santé, *« on pourrait soulager la plupart des douleurs cancéreuses, pour ne pas dire toutes, simplement en appliquant les connaissances et les traitements médicaux connus »*[111].

Mais il faut pour cela, une conscience, une volonté et quelques moyens qui sont accessibles même à nos pays pauvres. Bien entendu, les soins palliatifs ne se limitent pas à calmer la douleur, ils vont au-delà. Ils s'adressent à la souffrance du patient en intégrant aussi le traitement des autres symptômes (nausées, vomissements, fièvre, troubles urinaires…) et la prise en charge psychosociale du patient et de sa famille.

Cet accompagnement de fin de vie, si important pour le respect de la dignité humaine, manque cruellement dans notre dispositif de soins et nous rappelle la nécessité d'apprendre à respecter la souffrance. Combien de fois a-t-on vu des patients en fin de vie délaissés y compris par les soignants las de ne plus pouvoir répondre à leurs attentes ? La chimiothérapie ou la radiothérapie ne sont pas toujours disponibles ou accessibles, les médicaments antalgiques manquent, les équipes sont mal organisées, les structures de soins mal préparées à prendre en charge ce genre de malades peu rentables – on y revient !

En outre, le soutien psychologique est presque inexistant et on se rejette les malades en fin de vie. Il est exceptionnel de trouver dans un hôpital public africain une équipe

---

[111] Human Rights Watch, *ibid.*

multidisciplinaire capable, par exemple, de prendre en charge un patient atteint d'un cancer évolué : si ce n'est le psychologue qui manque, c'est l'assistant social ou la diététicienne ou même l'oncologue qui font défection. En effet, ce volet des soins est absent dans l'écrasante majorité des pays africains. Seuls six pays d'Afrique subsaharienne disposent de structures organisées de soins palliatifs : le Kenya, le Rwanda, l'Afrique du Sud, le Swaziland, la Tanzanie et l'Ouganda.

Ainsi donc, l'absence de soins palliatifs dignes de ce nom mène à des drames où des patients, abandonnés à leur agonie, souffrent le martyre devant des soignants désarmés et désabusés.

Écoutons les plaintes des uns et les complaintes des autres rapportées par Human Rights Watch dans un document au titre éloquent : *« Abandonnés dans l'agonie. Le cancer et la lutte pour le traitement de la douleur au Sénégal »*[112].

« Je souffre 24 heures sur 24. Vous ne pouvez pas imaginer la douleur que je ressens dans tout le corps. C'est dans mes os. Je ne peux vivre sans mes médicaments ». Voici le cri d'un patient victime autant de son cancer de la prostate compliqué de métastases osseuses que de la pénurie de médicaments antalgiques.

« Je me cramponne à tout ce qui est à ma portée à cause de la douleur », s'écrit cette dame atteinte de cancer à l'estomac qui, frappée du péché de la pauvreté, rajoute : *« j'ai dit à ma famille de ne plus m'amener parce qu'il ne nous reste plus rien »*. Elle avait en effet dépensé toutes ses économies pour se soigner.

Le personnel soignant assiste impuissant à ces drames comme en atteste ce témoignage : *« Nous avons besoin de médicaments pour aider à soulager les symptômes. Les*

[112] Human Rights Watch, *ibid.*

patients souffrent pour rien – il existe quelque chose qui pourrait les aider, mais ce n'est pas disponible ».

« C'est un lourd fardeau pour un médecin qui voit quelqu'un souffrir et il ne peut rien faire », renchérit son collègue rongé par le remords. Un autre poursuit l'idée en allant jusqu'au bout de l'inadmissible avouant qu'il n'a rien à proposer à ses patients cancéreux *« à part leur donner des médicaments de niveau 2 (faibles analgésiques) et les renvoyer chez eux pour mourir »*. On en arrive à banaliser la mort qui apparait comme un soulagement : *« Comme ils vont mourir, ça n'a pas d'importance qu'ils meurent en deux jours ou en deux mois »*, souligne avec amertume la secrétaire générale de l'Association Sénégalaise pour les Soins Palliatifs qui exprime ainsi son indignation que les soins palliatifs soient si négligés.

Les enfants, êtres innocents et fragilisés par la maladie, ne sont guère épargnés : *« Aujourd'hui, tout est calme parce que les enfants ont de la Morphine. Quand ils n'en ont pas, c'est insupportable, non seulement pour eux, mais pour nous »* se désole cet oncologue pédiatre.

Les écueils à la lutte contre la douleur sont en partie expliqués par l'absence de formation du personnel soignant qui a des insuffisances dans le maniement des antalgiques majeurs. Les curricula des écoles de formation n'intègrent que peu ou pas les soins palliatifs et la gestion de la douleur. Et puisque la formation médicale continue est absente dans la plupart des pays africains, plusieurs soignants peinent à intégrer une prescription rationnelle des analgésiques dans leur pratique.

Bien entendu, si la lutte contre la douleur paraît inaccessible, la prise en charge du cancer lui-même devient hors de portée et ce sont les plus pauvres qui paient le plus lourd tribut ; un tribut largement au-dessus de leurs maigres revenus. Et les médecins le savent : *« Pour traiter un patient, vous devez utiliser la valeur de 15 à 20 salaires individuels. Pour les zones rurales, il faudrait le revenu annuel de 10 familles pour traiter un cas ».*

Et pourtant, des solutions existent même dans les pays pauvres. L'exemple du Rwanda qui a su intégrer dans son système sanitaire des soins palliatifs avec de bons résultats en est une illustration.

5. La prise en charge des personnes âgées

Le vieillissement apparaît comme un processus dynamique produisant des modifications mentales et physiques, une inconnue qu'on découvre souvent de façon désagréable comme le tunnel qui conduit vers la mort, l'expression de la finitude qui se manifeste parfois par une déchéance qui jure d'avec la préservation de la dignité humaine. Ce vieillissement est la résultante des effets intriqués de facteurs génétiques (vieillissement intrinsèque) et de facteurs environnementaux auxquels est soumis l'organisme tout au long de la vie.

La vieillesse connaît plusieurs définitions. L'OMS retient le critère d'âge de 65 ans et plus. Une définition sociale utilise l'âge de cessation d'activité professionnelle ; ce qui revient à entrer dans la vieillesse à 55-60 ans.

Les effets du vieillissement sont largement conditionnés par le regard que porte la société sur les personnes âgées et la place que celles-ci y occupent. Certaines « pathologies » relèvent plus de l'environnement socio-culturel : on « vieillit » différemment selon qu'on joue un rôle actif au sein de la société, qu'on est bien entouré, qu'on n'est pas soumis aux contraintes de la survie économique.

La gérontologie est la science du vieillissement : elle l'étudie dans tous ses aspects (biomédical, socio-économique, culturel et démographique). Une bonne politique de vieillesse ne saurait se limiter qu'au seul aspect biomédical, c'est-à-dire gériatrique, et ce d'autant plus que dans certaines sociétés africaines, la personne âgée place sa santé au second rang de ses préoccupations après sa famille. Un vieux retraité sénégalais peut préférer acheter un sac de riz plutôt qu'un antihypertenseur s'il est obligé de faire un choix. L'Enquête Sénégalaise Auprès des Ménages ESAM IV avait révélé que 38 % des ménages étaient à la charge des personnes âgées.

La vieillesse n'est donc pas seulement un défi biomédical (réduction des neurones, dysfonctionnements endocriniens, augmentation du risque cardio-vasculaire ou d'apparition des cancers...), mais bien un problème existentiel conditionné par le statut économique, le milieu social, l'environnement culturel.

N'ayant pas su anticiper sur les bouleversements liés à l'urbanisation et ses nombreux corollaires (pauvreté, accroissement des inégalités, délitement du tissu familial, perte des valeurs de solidarité), nous assistons de plus en plus à la marginalisation des personnes âgées, ces bibliothèques dont on voudrait jadis qu'elles ne brûlassent point, mais qui sont aujourd'hui trop souvent vues comme des fardeaux. On passe ainsi de la sollicitude fondée sur un rôle majeur de régulateur social à une solitude, une marginalisation qui conduisent à un sentiment de dépréciation au sein (ou en marge) de la société.

Il est à craindre que notre système sanitaire, plus adapté au traitement des affections aiguës, peine encore davantage à assurer une prise en charge de nos seniors tant dans la dimension organique – biomédicale - (polypathologie, démence) que psychosociale (abandon par une progéniture pressée par le temps ou les contraintes économiques). Presque rien n'est prévu pour accompagner un grand-père figé par la paralysie à cause d'un accident vasculaire cérébral ou une maman à la mémoire embrumée par la maladie d'Alzheimer. Chaque famille se débat comme elle peut avec le risque de la lassitude conduisant à l'abandon du vieux parent, chacun étant happé par la survie du moment.

L'Occident, dont les séniors sont parfois marginalisés, a inventé les maisons de retraite qui ne sont hélas qu'un fil ténu, parfois vite rompu, avec le reste de la société. Des Africains, fiers de leurs valeurs ancestrales semblent trouver cette solution intolérable, culturellement inadaptée et économiquement difficile à réaliser. Il leur faudra bien proposer autre chose qui saura maintenir au cœur de la société les sujets âgés s'ils ne veulent pas regretter d'avoir tant tardé à construire des asiles pour leurs pauvres parents qui auront eu le tort de vieillir au mauvais moment. Une mort sociale avant la mort pour ces sages qui peuvent et doivent continuer à jouer un rôle majeur dans nos sociétés ! Mais cette réflexion est-elle sérieusement menée dans cette Afrique en pleine mutation ? Il s'agit d'aller au-delà d'une « politique de gratuité » d'ailleurs souvent inadaptée et insuffisante qui ne chercherait qu'à soigner une partie des maux (surtout organiques bien entendu) dont souffrent nos vieillards. Le Sénégal s'est, par exemple, engagé, à travers un plan dénommé SESAME, à assurer une prise en charge gratuite des personnes âgées de 60 ans et plus. Ce plan a débuté le 1er septembre 2006 et concernait 650 000 personnes qui devaient se soigner avec un budget de un milliard de francs CFA (soit une allocation moyenne annuelle de 1538 francs par personne). L'idée est généreuse, mais condamnée à ne pas jouer un rôle aussi important dans la prise en charge des séniors : si, par exemple, on prenait en charge les hypertendus de la population cible du plan SESAME, le crédit serait épuisé en une consultation ou sur le traitement hebdomadaire de cette affection dont la prise en charge dure généralement toute la vie !

Le Pan SESAME est destiné aux personnes âgées sans couverture sociale (surtout les paysans, pécheurs, cultivateurs, forgerons....) qui constituent 70 % des sujets âgés. Ceux qui sont affiliés aux instituts de prévoyance retraite devraient continuer à être pris en charge par leurs institutions. Le Plan Sésame était d'accès facile à ses débuts, il suffisait simplement d'avoir une carte nationale d'identité. Ainsi les personnes affiliées aux instituts de retraite préféraient se rabattre sur ce Plan pour des raisons d'accessibilité géographique entraînant un alourdissement par les non-ayants droit. En réalité, l'opposition entre personnes âgées affiliées aux instituts de prévoyance retraite et personnes sans couverture sociale n'est pas toujours appropriée puisque parmi les sujets âgés ayant une couverture certaines peuvent avoir une pension de 7 000 à 10 000 F CFA (environ 12 à 15 euros). À l'inverse, parmi les personnes âgées sans couverture sociale, il peut figurer des chefs d'entreprise, des propriétaires terriens, des grands éleveurs... Les veuves des mariages polygames sont les plus défavorisées puisque la pension du défunt mari est partagée entre les épouses. Par ailleurs, 63 % des personnes âgées vivent en milieu rural alors que la plupart des structures sanitaires équipées sont implantées dans les villes ; ce qui aggrave l'inaccessibilité. De plus, au Sénégal, par exemple, à peine 9 % des personnes âgées sont instruites alors que les informations sanitaires sont éditées en langue française posant un problème d'accès à l'information.

Les personnes âgées sont le plus souvent atteintes de maladies chroniques invalidantes, handicapantes et dont le coût du traitement est hors de portée de la maigre pension de retraite ou du budget familial plus qu'insuffisant. La prise en charge est assurée par la famille qui est souvent confrontée à des difficultés économiques. Les médicaments destinés au traitement des maladies chroniques ne figurent pas le plus souvent sur la liste des médicaments essentiels. Ils sont achetés dans les officines aggravant la pauvreté de la famille.

Les personnes handicapées, grabataires ou en perte d'autonomie sont « les oubliés du système de santé » : aucune alternative de prise en charge n'étant proposée, les structures sanitaires hésitent souvent à les prendre en charge ou à les hospitaliser alors qu'ils ne peuvent plus médicalement rester à leur domicile. En outre, ce sont les personnes âgées citadines, surtout vivant dans les capitales, qui consomment le plus les ressources : au Sénégal, environ 80 % de la dette du Plan Sésame concerne les 4 hôpitaux de Dakar. Compte tenu de toutes ces réalités, on peut se demander si le Plan SESAME contribue réellement à réduire les inégalités sociales en santé.

Plusieurs autres insuffisances ont été notées (retard de paiement de l'état, accumulation de la dette vis-à-vis des structures sanitaires, limitation des services inclus dans l'offre du plan SESAME par les structures de soins, voire refus de prise en charge par les hôpitaux qui se renvoyaient ces clients de moins en moins rentables).

Pour bien mesurer les insuffisances de la prise en charge des personnes âgées, on peut s'arrêter à l'exemple des victimes d'accident vasculaire cérébral (ou AVC). Cette maladie de plus en plus fréquente en Afrique pose divers problèmes au personnel soignant (conflit avec la famille, surcharge de travail, insuffisance des moyens pour faire le nursing, les gavages ou les perfusions), au patient (dépendance physique, perte de la dignité, réduction du réseau social à cause du handicap) et à la famille (bouleversement de l'organisation familiale, épuisement physique de l'accompagnateur, coût élevé de la prise en charge). Il s'ensuit souvent des disputes dans la famille, l'abandon du malade ou l'anticipation sur les questions d'héritage[113].

---

[113] Ousseynou Ka, Fatou Fall Diop, « Prise en charge des accidents vasculaires cérébraux, expérience du centre de gérontologie-gériatrie

Cet exemple rappelle d'abord qu'il faut bien plus que des plans du genre SESAME pour répondre à des questions systémiques comme c'est le cas de la prise en charge des problèmes de santé des sujets âgés (au sens purement biomédical du terme). Il se trouve que cette dimension n'est qu'une partie, certes importante, de la problématique globale des soins à apporter aux sujets âgés, problématique qui doit intégrer la dimension psychosociale.

Les personnes âgées peuvent beaucoup apporter de par l'expérience accumulée, mais aussi parce qu'elles peuvent exprimer d'autres qualités qu'elles n'ont pas suffisamment utilisées dans le tumulte de leur vie active. Elles peuvent ainsi, en gardant leur autonomie, se donner une nouvelle raison de vivre leur vieillesse en restant au cœur de la société.

L'Afrique doit ainsi réinventer une autre vie à ses seniors en tenant compte de ses nouvelles réalités socio-économiques en les aidant à recouvrer une estime de soi et en réaffirmant que ce sont des personnes à part entière qui ont besoin des autres autant que les autres ont besoin d'elles. La vieillesse ne sera pas alors vécue comme un présent rempli de tourments et un avenir sans perspectives, mais comme une partie de la vie qui a tout son sens pour soi et pour les autres. Nous devons donc créer les conditions de l'épanouissement des sujets âgés de sorte à être utiles à eux-mêmes et aux autres générations. Il s'agit d'aller au-delà de la médicalisation pure car les réponses sont, dans ce défi de santé, une fois encore avant tout d'ordre socioculturel et politique.

---

de Ouakam », Communication aux Journées de l'hôpital Principal de Dakar, 2008.

6. La prise en charge des déficients mentaux

Les affections psychiatriques posent un problème tout aussi poignant. Il s'agit d'un défi majeur négligé ou mal pris en charge dans les pays africains.

La santé mentale est définie selon l'Organisation mondiale de la Santé comme *« un état de bien-être dans lequel chaque personne réalise son potentiel, fait face aux difficultés normales de la vie, travaille avec succès de manière productive et peut apporter sa contribution à la communauté »*. Elle ne se résume donc pas à l'absence de troubles mentaux. On estime qu'une personne sur quatre dans le monde en souffre. La dépression constitue la 4ème cause de handicap au monde[114].

L'Afrique se voit confrontée à une augmentation des troubles mentaux liée à plusieurs facteurs : chômage, pauvreté, addictions, pression de la rentabilité ou de la performance, individualisme, rupture des liens sociaux.

Plusieurs écueils peuvent être notés dans la prise en charge des affections psychiatriques en Afrique : dépistage insuffisant des affections mentales souvent noyées dans une forêt de symptômes et de diagnostics erronés (maladies cardiaques, digestives, « spasmophilie », ou encore possession démoniaque…), stigmatisation du patient et de sa famille engendrant la peur d'aller consulter, recours tardif et irrégulier à l'hôpital, absence de prise en compte de la santé mentale dans les structures de soins primaires. De plus, on note des échanges de mauvais procédés entre la santé mentale et les autres affections (maladies cardio-vasculaires, cancers, SIDA) dont certaines sont elles-mêmes mal prises en charge. À cela s'ajoute la formation insuffisante

---

114 Florian Kastler, « La santé mentale en Afrique : un défi oublié ou une réponse institutionnelle inadaptée ? » in Dominique Kerouedan, *Santé internationale, les enjeux de santé au Sud*, Paris, Presses de Sciences Po, 2011, pages 169-177.

des acteurs de la santé, la rareté des spécialistes (on dénombrait en 2001 un psychiatre pour 5 millions d'habitants sur le continent africain)[115].

La perception culturelle de la maladie mentale est très importante : les affections psychiatriques étant souvent vécues en Afrique comme des maux surnaturels, il est exceptionnel qu'on n'ait pas recours aux guérisseurs ou aux guides religieux souvent plus accessibles. Ainsi, au Sénégal, 90 % des sujets ayant présenté des troubles mentaux ont eu recours à des tradipraticiens[116].

Les États étant peu présents dans la prise en charge de la santé mentale, c'est donc la médecine traditionnelle qui occupe une place de premier plan sans que ses succès ou ses échecs ne soient véritablement évalués. Une réflexion est faite dans certains pays, et des actions encore marginales sont menées pour l'intégrer dans le système de soins. Il en est ainsi de l'organisation au Sénégal de *Penc* qui repose sur le principe que dans les sociétés africaines, les affaires courantes se règlent sur la place publique, sous l'arbre à palabre : cette forme de traitement de groupe réunit patients, familles, assistants sociaux, psychologues, infirmiers, médecins et peut aller jusqu'à la participation par les patients à des activités génératrices de revenus comme le maraîchage. Mais beaucoup reste à faire.

En réalité, la santé mentale est victime de l'absence d'une vision holistique (ou de la mise en œuvre d'une approche systémique) de nos États en matière de santé. Jusqu'ici, les efforts – et les budgets - ont surtout été orientés vers la lutte, à partir de programmes verticaux, de quelques maladies ou situations (paludisme, tuberculose, SIDA, mortalité maternelle et infantile). Les autres affections sont ainsi délaissées même si la tendance, depuis

---

[115] Florian Kastler, *ibid.*
[116] Florian Kastler, *ibid.*

quelques années, est à l'élaboration pour chacune d'elles d'un plan national de lutte (selon des approches là encore souvent verticales) qui peine à être appliqué après l'organisation de séminaires coûteux, cimetières de résolutions où on se répète souvent d'une année à l'autre en donnant l'impression de réinventer la roue.

Pour les maladies mentales, on est resté à un système centré sur l'hôpital. Or, ce système peine à jouer son rôle. Les psychiatres, si peu nombreux, sont souvent désarmés à cause des moyens dérisoires mis à leur disposition. La prise en charge (lorsqu'elle existe) oscille entre l'administration de cocktails chimiques, un soutien psychologique souvent insuffisant et ce qui s'apparente à un enfermement carcéral (système de contention, cellules d'isolement).

La famille finit souvent par baisser les bras (conjonction des actes de violence du malade, des soins couteux et souvent inefficaces pour une pathologie chronique dans une famille qui peine à joindre les deux bouts). Conséquence : plusieurs déficients mentaux arpentent nos rues dans l'indifférence générale s'ils ne sont pas victimes des rires moqueurs de quelques passants amusés, des jets de pierre d'enfants qui manquent cruellement d'aires de jeux ou encore des agressions physiques et sexuelles de personnes qui ont autant besoin d'être soignées.

Le relais n'est pas assuré par une société dont les repères ont tant changé : des patients guéris peinent ainsi à retrouver leurs familles. Il n'est pas rare de voir certains s'installer dans des hôpitaux psychiatriques des années durant, suppléant parfois le vide laissé par une infirmière qui n'est pas venue assurer sa garde du week-end, distribuant des repas ou faisant le guet pour quémander de l'argent, une cigarette... Certains, ayant perdu toutes leurs amarres avec la société, y ont élu domicile depuis 30 ans [117] !

Or le défi est grand : il faut adapter la prise en charge de la santé mentale à des réalités africaines elles-mêmes diverses et changeantes, il s'agit ensuite de l'intégrer dans les soins de santé primaires dans une approche systémique de la santé physique et mentale en faisant jouer un rôle central à la communauté.

Cette approche permettrait une meilleure accessibilité financière et géographique (c'est dans le poste ou le centre de santé que le dépistage serait fait), une prise en charge plus précoce (assurée par des agents de santé non spécialistes, mais ayant une compétence dans ce sens), un effet moins stigmatisant (on n'aurait pas l'impression d'aller se soigner dans « l'hôpital des fous »), une intégration à l'environnement familial et socioculturel (la famille ou d'autres personnes ressources seraient partie prenante de la prise en charge à domicile, au sein de la communauté). Des spécialistes pourraient descendre sur le terrain pour voir certains patients et participer à la formation du personnel (paramédicaux, médecins généralistes). Le rôle de chacun serait clairement défini selon une approche pyramidale : ainsi, l'infirmier ou le généraliste, inscrit dans une dynamique de formation médicale continue, jouerait un rôle de dépistage, d'alerte et de suivi avec l'exécution d'une partie des soins. La famille, les relais communautaires, les tradipraticiens, les ordres religieux auraient chacun un rôle à jouer.

Il s'agit donc d'apporter une réponse institutionnelle et sociétale devant être évaluée régulièrement et non pas d'adopter des recettes venant de l'Occident qui a lui-même fort à faire dans ce domaine, ni de vouloir reconduire les

---

[117] Seynabou Fall, *Le Populaire*, numéro 4517, 16 décembre 2014.

supposées panacées de nos ancêtres dont l'héritage est loin d'être intact et même adapté à des réalités si différentes.

Ces exemples doivent nous amener à réfléchir sur le devenir de nos sociétés pour apporter des réponses plus humaines et plus conformes à des valeurs que nous voudrions magnifier. Bien entendu, toutes ces questions posent aussi le problème de la responsabilité de nos autorités sanitaires souvent absentes de ces débats cruciaux. Que font-elles ? Où sont-elles pour organiser la pratique et la recherche médicales que beaucoup exercent en toute illégalité ? Quel contrôle préconise-t-on lorsque des guérisseurs de tout acabit, chapelet autour de l'avant-bras, corne de zébu à la main ou nœud papillon ficelé au cou nous vantent des potions venues des forêts mystérieuses d'Afrique, des fontaines de jouvence d'Asie ou des usines cartésiennes d'Amérique ? Quelle action est entreprise lorsque des messages erronés et dangereux sont diffusés à longueur de journée dans les quotidiens, les télévisions nationales ou les radios communautaires ? Pas grand-chose. Pourtant, il est à craindre que par les reins qu'elles détruisent ou les foies qu'elles abîment, ces potions fassent autant de victimes que les guerres et les famines qui sévissent sur le continent africain.

CHAPITRE VII

LES SOLUTIONS

Je ne me sentais pas bien. Mais tu es venu me voir… accompagné de cent élèves. Cent mains gelées par l'aquilon[118] m'ont palpé. Je n'avais pas de fièvre, maintenant j'en ai.

Martial[119]

La relation entre soignant et patient et la promotion d'une éthique médicale se heurtent à plusieurs écueils : ignorance par les populations de leurs droits, fatalisme et pesanteurs culturelles, arrangements à l'amiable, absence de sanctions favorisant l'impunité, mauvaise organisation du système de soins, environnement inadéquat (salle commune sans intimité, absence de paravents, hygiène défectueuse, lits ou tables d'examens désarticulés, équipements obsolètes…), ressources humaines insuffisantes, mal formées ou démotivées, absence d'un corpus de textes cohérents et mis à jour relatifs aux droits et devoirs des praticiens et usagers, mais aussi et surtout insuffisance de la formation à l'éthique et aux droits du patient.

Enseigner autre chose et autrement ou de la nécessaire réforme des études médicales

Voici un récit qui indique combien l'enseignement des règles de l'éthique et de la déontologie est pauvre dans nos écoles de formation en santé.

> La tête rejetée en arrière, le front plissé par la douleur, les traits défigurés par un masque d'effroi, la femme numéro 6

[118] Vent froid du nord.
[119] Poète satirique romain.

de la salle commune 2, ne desserrait les dents que pour laisser s'échapper les cris rythmant les tentatives d'épisiotomie[120] par des sutures maladroites de la jeune élève sage-femme. La chambre humide aux murs couverts de salpêtres exhalait une chaleur d'étuve qui la faisait dégouliner d'une sueur poisseuse se mêlant aux larmes pourpres. Une aide-soignante à la blouse élimée et brunie par la Bétadine tentait de contenir les soubresauts désespérés de la femme martyre.

- Reste tranquille si tu veux que je termine mon travail.

Une convulsion algique fit encore sursauter la parturiente rendant plus laborieux l'ouvrage de la jeune apprenante.

- Il n'est pas bon, ce point de suture, tu dois le reprendre, conseilla l'interne.

- Tu as intérêt à t'appliquer si tu veux devenir une experte en épisio[121], rigola la maîtresse sage-femme, occupée à lire les messages écrits de son téléphone portable.

- Mais elle n'arrête pas de gigoter, gémit l'élève dépitée.

Le retrait maladroit de l'aiguille des berges de la cicatrice produisit un élancement térébrant qui se propagea comme un ressac jusqu'au tréfonds de la patiente.

- Tu es sure d'avoir administré suffisamment d'anesthésie demanda l'interne, alertée par les hurlements de la pauvre dame.

- Pitié, arrêtez, je n'en peux plus…

S'en suivit un instant de répit. De ses mains tremblantes et ruisselantes de lochies ensanglantées, l'apprenante rechargeait une seringue de Xylocaïne avant de repartir à l'assaut de la brèche vaginale. De longues minutes suivirent, rythmées par des sanglots et des cris lancinants avant que l'opération ne s'achève dans une mare de sang et

[120] Incision du périnée depuis la vulve pour faciliter certains accouchements.
[121] Abréviation de épisiotomie.

d'urines, la pauvre patiente coincée dans les fêlures du bassin crasseux censé recueillir ses lochies.

Pendant que l'interne et la maîtresse sage-femme expliquaient à la jeune élève, fière de sa première épisio, les trucs et astuces du métier, la parturiente numéro 6/2, couverte de sueur, les larmes perlant aux yeux et du sang dégoulinant du bas ventre, réprimant le feu qui brulait ses entrailles se risqua avec pudeur et révérence à la question qui lui brulait les lèvres : Dites, c'est une fille ou un garçon ?

Cette histoire nous rappelle que les comportements peu empreints de ce qui devrait être l'éthique du soignant sont à chercher autant dans l'éducation de base au sein des familles, à l'école, que dans la formation médicale. L'écoute, la communication, l'interaction vertueuse avec le patient ne sont pas innées. On peut même perdre une part d'humanité avec le temps car ce qui apparaissait comme un être humain au début des études médicales est progressivement confiné à un laboratoire de syndromes et de maladies. On doit autant le regretter que de tâcher d'y remédier au plus vite, nous nous évertuons plus à enseigner à nos étudiants un savoir (qui ne leur sera pas toujours utile d'ailleurs ou qui n'est parfois qu'un psittacisme rendant textuellement les phrases du Professeur) qu'un savoir-faire (qui, à l'heure de la massification des effectifs est un parent de plus en plus pauvre de la formation médicale) ou un savoir-être bâti sur une bonne relation soignant-patient.

La formation à la technique d'élaboration de l'anamnèse est insuffisante et surtout orientée vers l'identification des maladies organiques au détriment des aspects psychologiques et sociaux. On ne s'intéresse presque pas à la relation que le médecin a développée avec le patient. La première fois (et la dernière) où beaucoup de praticiens ont été réellement supervisés au moment où il recueillait l'histoire clinique est leur concours d'agrégation en Médecine. Les étudiants dont plusieurs n'arriveront jamais à ce stade ne sont évalués en général que sur l'histoire rapportée au cours d'un examen réalisé en l'absence de l'enseignant.

Futurs spécialistes de la réparation d'organes, beaucoup de carabins sont plus subjugués par la technique que par le projet humain qui fait l'essence et la beauté de l'exercice de la médecine : très tôt, ils apprennent à exulter après la première injection intramusculaire, la ponction pleurale réussie ou encore la perception d'un frémissement cataire ou d'un bruit du diable. Ils s'essaient ainsi surtout à démêler – parfois péniblement tant certains ont été élevés dans le dogme et la récitation - les écheveaux diagnostiques compliqués qui font les beaux cas. Ces étudiants grandiront, devenant, pour une minorité, de grands radiologues ou d'éminents chirurgiens qui font des diagnostics difficiles ou traitent des lésions complexes. Il leur arrivera parfois – mais parfois seulement – de se souvenir que traiter une lésion est une chose, parler à un humain, lui tenir la main, le mettre au centre du projet de soin en est une autre ; une autre chose qui doit rester quelles que soient les prouesses technologiques, les fondements de la médecine.

Jusqu'ici, la formation sur la déontologie, les droits du patient, la psychologie et les questions éthiques liées aux soins et à la recherche est lapidaire. Les étudiants en Médecine bénéficient d'un enseignement de psychologie au premier cycle suivi d'un stage insuffisant puis c'est le vide total où n'est enseigné que le corps humain, sa structure, sa fonction, les nombreuses maladies organiques qui contrarient l'anatomie et la physiologie humaines. Arrive la fin du second cycle où sont évoqués en quelques heures dans le module de médecine du travail et de médecine légale les aspects relatifs à la déontologie et à la législation médicale dans leurs aspects généraux, laissant peu de place à un vrai débat et à une réflexion éthique. Cette formation qui ne dure qu'un semestre est plus qu'insuffisant pour forger une approche nouvelle chez des apprenants qui n'ont jusqu'ici pas été imprégnés de ces questions. Après cette parenthèse, ils retrouveront la biomédecine triomphante n'ayant pour la plupart aucune autre occasion d'aborder ces sujets si essentiels. En effet, si les aspects éthiques sont peu évoqués du début à la fin des études médicales, la formation médicale continue ne pouvait que les ignorer lorsqu'elle existe (ce qui n'est d'ailleurs pas le cas dans la plupart des pays africains).

Prométhée et Sisyphe

Le soignant, homme de science et de l'art, doit avoir autant les qualités de Prométhée (la force et l'audace créative qui fait le scientifique) que les traits de caractère de Sisyphe (l'humilité et l'endurance qui invitent au recommencement éternel, vertus de l'humaniste autant que du scientifique). Une bonne formation à l'exercice médical (dans l'acception technique du terme) est essentielle et participe de la dimension éthique, car un médecin incompétent peinera à être au service du patient. Mais la formation médicale doit préparer à la double mission scientifique et humaniste (un homme de l'art) en assimilant les lois naturelles et universelles qui fondent la science tout en prenant le patient comme un être unique qui vit dans une famille, évolue dans un environnement, a des croyances et des représentations. Les sciences humaines et sociales, qui devraient inspirer ou forger l'art médical, sont très peu enseignées si elles ne sont pas ajoutées juste parce que cela fait bon ton. Bien sûr, des Professeurs ayant eux-mêmes beaucoup à apprendre dans ce domaine, se fiant à leurs connaissances empiriques, assènent des jugements parfois sans appel (*« vous êtes des médecins, donc vous êtes différents des autres »*) et appliquent, chacun selon son vécu et sa culture, des modes d'emploi dans une démarche prescriptive et figée : ce qui fait le bon médecin, ai-je entendu, c'est la coupe de cheveux, le port vestimentaire, la diction… Un peu comme en religion, lorsque l'habit, les poils de la barbe, le bourdon et le chapelet font l'homme de Dieu ou chez les médecins de l'époque de Blaise Pascal qui arboraient, pour dissimuler leurs insuffisances, soutanes, mules, bonnets carrés et robes « trop amples de quatre parties » : *« Si les médecins avaient le vrai art de guérir, ils n'auraient que faire de bonnets carrés. La majesté de ces sciences serait vénérable d'elle-même, mais n'ayant que des sciences imaginaires, il faut qu'ils prennent ces instruments qui frappent l'imagination à laquelle ils ont affaire et par là, en effet, ils s'attirent le respect »*[122].

Certes, il peut ne pas paraître convenant et rassurant pour un patient de la bonne société d'apprendre, au seuil du bloc opératoire que c'est un chirurgien hirsute, *rastafari* de surcroît, qui doit, dopé par la fumée d'une herbe bénite, se charger de la cure de son goitre, mais de là à basculer sur l'idéologie du paraître sur l'être ou de croire davantage au primat du corps sur le cœur, il y a un juste milieu à trouver. La soutane et le bonnet carré n'ont jamais fait le médecin pas plus que la jolie cravate ou la toge ample ne suffisent pour faire le bon docteur ou l'éminent Professeur. Ce juste milieu c'est certes le respect de certains codes – y compris vestimentaires - de la société, mais surtout l'adoption de valeurs universelles d'humanité qui fondent l'éthique du soignant.

Cependant, ne croyons pas qu'il suffit d'ajouter une unité d'enseignement sur l'éthique pour y parvenir. L'éthique doit être l'alpha et l'oméga de la formation médicale. Mais il nous faut savoir l'enseigner en considérant que si pour l'aspect biomédical quelques retouches peuvent suffire, il faut toute une refondation de

---

[122] Blaise Pascal, *Pensées*, Paris, Éditions Lafuma, Œuvres complètes, Paris, Éditions du Seuil, 1963.

l'édifice sur les aspects éthiques qui doivent forger une nouvelle humanité pour nos futurs soignants.

La formation aux métiers de soignant doit d'abord intégrer cette vérité essentielle que l'éthique exerce une fonction critique vis-à-vis de la morale et même de la déontologie. Il ne s'agit donc pas, comme on le voit hélas si souvent, d'introduire un volet sur les sciences humaines et sociales où des concepts sont enseignés par des Professeurs de lettre ou de droit qui ont eu très peu de contacts avec les patients ; enseignement dispensé parfois sous forme de règles péremptoires, d'arbres décisionnels, sans interactivité en puisant dans un discours parfois docte et compliqué. Il s'agit de créer les conditions d'une réflexion et d'une discussion sur les missions essentielles de la médecine : discussions et réflexions qui peuvent être menées dans un espace commun où se fondent dans une harmonieuse interdisciplinarité les opinions de professionnels de santé, d'autres acteurs de la société (hommes de religion, chefs coutumiers, juristes, membres d'associations, philosophes, sociologues, anthropologues, spécialistes de la communication, etc.) et aussi et surtout des patients et de leur entourage.

Il est certes utile d'enseigner l'histoire de la Médecine, l'épistémologie, la philosophie des idées en médecine, la sociologie, l'anthropologie, les droits de l'homme ou la psychologie médicale, mais nous devons aller au-delà de cet enseignement académique pour promouvoir chez les futurs soignants la collégialité, l'esprit d'ouverture, l'altérité et la gentillesse au lit du malade. Nos élèves et étudiants doivent aussi être évalués sur cela tout au long de leurs études car ils devront comprendre que leur savoir-être compte encore plus que leur savoir ou savoir-faire.

Il s'agit d'intégrer des notions qui permettent à l'apprenant de mieux connaître son métier (histoire de la médecine, les professions en santé, les systèmes de santé), le contexte dans lequel il va exercer la médecine, le patient (données sur l'environnement, la socio-anthropologie, la psychologie). Ces connaissances ne devraient pas être apprises de façon séparée ni cloisonnées (des étudiants de sociologie, d'anthropologie ainsi que de futurs gestionnaires pourraient avoir un espace commun avec ceux des écoles de formation en santé, qu'ils soient étudiants en médecine, élèves infirmiers ou sages-femmes).

Mais au-delà du contenu, ce sont les méthodes d'enseignement et d'évaluation qui doivent être revues. Il ne s'agit pas seulement, après avoir fait des cours d'anthropologie, d'épistémologie ou de psychologie, d'évaluer les connaissances en faisant réciter l'un ou l'autre paragraphe ou de le faire valider par des questions à choix multiples. Il faut surtout développer un changement de comportement par des approches pédagogiques innovantes. On en arrivera ainsi à promouvoir chez les apprenants la capacité de communiquer et de dialoguer autant que celle de penser et d'agir dans l'intérêt du patient et de la communauté.

Les unités d'enseignement sur la pathologie ne devraient pas être en reste en abordant les questionnements éthiques suscités par chaque discipline. De même, la fréquentation des structures de soins ne serviront pas qu'à apprendre à faire des injections intramusculaires ou des prises de température, mais aussi à amener les futurs soignants à mieux discuter avec des patients ou des soignants, à développer sur le terrain l'écoute et l'empathie, à prendre l'habitude d'apporter de l'aide aux malades. Ceci pourrait être complété par des séances de causeries sur les aspects éthiques. Cette formation initiale doit être poursuivie jusqu'à la prestation du fameux serment d'Hippocrate qui donne droit au diplôme. Régulièrement, les élèves et étudiants devraient être évalués sur leur approche vis-vis du patient et des discussions, dans le cadre de séminaires sur les aspects médico-légaux et la dimension psychosociale de la médecine, pourraient être organisées. Chaque année, on ne validera pas un stage seulement parce qu'on a fait un bon diagnostic ou réussi une ponction lombaire, mais parce qu'on l'a fait en ayant su tisser une vraie relation de proximité avec le patient et son entourage.

Les stages seront ainsi des moments privilégiés de la réflexion éthique. À partir d'une base construite dès le début du cursus médical, un approfondissement se ferait dans chaque lieu de stages qui a ses spécificités : le droit des enfants sera mieux appréhendé en pédiatrie, l'accompagnement en fin de vie sera mieux compris en réanimation, en cancérologie ou dans d'autres services prenant en charge des affections de longue durée, les déficients mentaux seront regardés d'un œil différent qui met en avant les aspects déontologiques, juridiques et éthiques de leur prise en charge, voire la réflexion socio-anthropologique que celle-ci doit susciter. Un sujet de recherche opérationnelle sur ces aspects peut être partagé par des groupes d'étudiants à la fin de chaque année ou de chaque cycle.

Ceci signifie que l'enseignement doit aussi impliquer des enseignants des écoles de formation, femmes et hommes de terrain qui s'intéressent aux sciences humaines et sociales et qui pourront aider l'étudiant – en relation avec d'autres personnes ressources – à améliorer sa relation avec le patient (analyse directe de l'approche de l'étudiant, anamnèse simulée, enregistrement vidéo, espaces de discussion en groupes sur l'éthique…).

Ainsi donc, il s'agit d'amener les futurs soignants, à travers l'enseignement des sciences humaines et sociales, à développer l'écoute, l'ouverture, le sens de la discussion et la recherche de consensus en pensant à l'intérêt du malade et en tachant de l'articuler avec l'intérêt commun.

Des formations complémentaires en éthique (DU ou master par exemple) ouvertes à différents profils (soignants, secrétaires, travailleurs sociaux, gestionnaires, juristes) pourront être développées.

Le but de l'exercice est d'arriver à combattre le dogme, danger à la fois pour l'esprit scientifique, l'esprit d'équipe et la relation avec le patient. Ainsi les élèves et étudiants auront appris à bâtir une éthique qui est l'art d'utiliser la science et la technologie au service du développement de l'autonomie des personnes en prenant soin de leur *soma* (corps) autant que de leur *psyché (âme, esprit)* et à refuser en permanence la banalisation de la souffrance et de la détresse humaines.

À cette formation devrait s'ajouter l'amélioration de l'environnement de travail par une meilleure organisation des soins, un renforcement des équipements et des infrastructures rendant l'hôpital plus humain et attractif, la création d'espaces de convivialité comme les espaces ludiques pour les enfants, la mise en place d'un système d'orientation simple et adapté à nos populations souvent analphabètes. En outre, les médicaments essentiels devraient être disponibles au lit du patient, de même que les équipements et dispositifs médicaux nécessaires. Les structures de soins, conscientes que la personne humaine doit rester la préoccupation principale, doivent aussi développer toutes les activités nécessaires à la qualité des soins, même celles qui sont réputées être financièrement « peu rentables » (diététique, aide psychologique, accompagnement en fin de vie), les activités « rentables » et les subventions finançant les autres.

Une nouvelle politique de ressources humaines permettant la motivation du personnel tout en mettant en avant la compétence à la place de la gabegie si fréquente dans nos structures de soins devrait voir le jour. Bien évidemment, des sanctions positives pour ceux qui auraient des attitudes vertueuses ou négatives pour ceux qui auraient, à l'inverse, des comportements déviants, pourraient compléter ce dispositif. On n'oubliera cependant pas qu'il s'agit davantage d'éveiller une conscience que d'opérer comme un gendarme car l'éthique doit être comprise comme un acte responsable et non comme une censure. On cherchera ainsi surtout à identifier et à corriger des erreurs plutôt qu'à poursuivre des coupables.

Un système de recours et des structures d'écoute des usagers devraient être mis en place dans les établissements de santé (boîte à idées, bureau d'accueil, numéro vert, médiateurs). Des mécanismes d'évaluation par les usagers et les prestataires doivent être mis en œuvre régulièrement pour mesurer les progrès enregistrés, identifier les goulots d'étranglement et apporter, le cas échéant, les corrections nécessaires. Tout ceci devant permettre non pas de faire un coup médiatique dans le cadre d'une opération marketing, mais de créer une relation saine et vertueuse entre les patients et leurs familles d'une part, et les soignants et autres travailleurs des structures de soins d'autre part.

Les ordres, les sociétés savantes et les différentes associations de professionnels de la santé ainsi que les organisations de la société civile devraient en outre jouer un rôle plus important pour la promotion de comportements plus respectueux de la dignité humaine dans nos structures sanitaires. Des conférences, des séminaires ou des ateliers suscitant la réflexion éthique pourront ainsi être organisés dans le cadre des activités de ces différentes entités. Il est certes utile d'encadrer l'exercice médical par des textes législatifs et autres codes de déontologie ; les comités d'éthique (qui peinent à avoir une existence réelle dans les systèmes sanitaires d'Afrique) sont sans doute aussi importants. Mais nous devons aller au-delà, en créant des espaces pour la réflexion éthique, creuset d'échanges fructueux entre les acteurs qui auront su créer une alliance au service du patient. Une coordination de ces espaces éthiques peut se faire, grâce à des points focaux, à partir des Ordres, des ministères de la Santé et de nos Universités.

CONCLUSION

Chacun des grains de cette pierre, chaque éclat minéral de cette montagne pleine de nuit, à lui seul forme un monde. La lutte elle-même vers les sommets suffit à remplir un cœur d'homme.

Albert Camus, Le mythe de Sisyphe

La médecine a fait de remarquables progrès autant par le développement fulgurant des explorations paracliniques que par les innovations thérapeutiques qui ont bouleversé la qualité et la quantité de vie, mais son avenir doit surtout être humain. La morale, le droit, le code de déontologie sont censés aider le soignant à exercer au mieux sa science et son art. Ils ne doivent cependant pas conduire à un discours standardisé qui ne serait qu'un vernis nous soustrayant à notre conscience et notre responsabilité vis-à-vis de l'autre.

L'éthique et la bioéthique qui ne se cantonnent pas à la vérité scientifique sont une réflexion sur la vie, sur l'humain et notre relation à l'autre et en particulier aux personnes les plus vulnérables. Elles renvoient donc à trois préoccupations : le souci de soi, le souci de l'autre, le souci de l'institution ou de la société.

Si la réflexion doit se développer en luttant contre les dogmes inopérants et en maintenant éveillé l'esprit critique qui a fait évoluer les connaissances scientifiques, elle ne doit pas moins cultiver le respect, l'humilité et l'aménité qui demeurent le socle sur lequel elle doit reposer. Le soignant doit se refuser à l'immobilisme, en s'astreignant à un éternel recommencement. Pour cela, il devra se rappeler que la mission qui lui est confiée n'a qu'un but essentiel qui n'est ni sa renommée, ni sa puissance encore moins sa fortune, mais sa capacité à rendre service à l'être humain.

Les gestionnaires des systèmes de soins ont créé des concepts très intéressants et potentiellement utiles si on sait en faire profiter les patients. On comprend qu'ils rêvent de procédures ; les soignants devraient d'abord rêver de plus d'humanité et œuvrer pour l'adoption d'une idéologie centrée sur le respect du patient dans toutes ses dimensions : un projet d'humanisation et non « d'hominisation ». Les gestionnaires eux-mêmes devraient comprendre que la rigueur doit aller avec une probité morale. Ils doivent créer avec les soignants une équipe solidaire et ouverte à la réflexion éthique au service du patient.

« *Au fond, il n'y a qu'une seule race : l'humanité* » disait Jean Jaurès[123]. La médecine doit servir cette race unique dont chaque exemplaire est unique. Elle doit rester un projet entièrement dévoué à l'homme qu'elle s'attache à respecter, à guérir et à soulager. *To care and to cure* comme disent les Anglais : s'intéresser à la maladie, mais surtout prendre soin du malade. L'exercice de la médecine, la recherche, comme la formation médicale, doivent, en effet, être traversés de bout en bout par le souci de l'humain. Autrement dit, les prouesses techniques, l'exploit d'une découverte scientifique digne du prix Nobel ne doivent pas nous faire oublier que tout ceci n'a de sens que lorsque l'être humain peut en profiter.

« Là où est l'amour des humains, là est aussi l'amour du métier », enseignait Hippocrate. L'exercice médical doit donc être éclairé en permanence par un humanisme qui réaffirme sans cesse le sens et l'importance de la vie, de chaque vie, car chaque vie est respectable : celle des faibles

[123] Jean Jaurès, « La question juive », *La Dépêche*, 2 juin 1892.

et des puissants, celle des princes et des plébéiens, celle des proches parents autant que celle des autres, fussent-ils d'ethnie, de confession religieuse, de conviction politique, de nation différentes... Un soignant qui le comprend sera un vrai « *berger de la multiplicité* » comme disait Emmanuel Hirsch.

Le projet de soin que nous devons bâtir patiemment, avec obstination, en cherchant la pédagogie la plus adaptée ne doit pas être soumis aux humeurs de l'actualité rythmée par des drames médiatisés avant que ne retombe l'indignation laissant le champ libre à la souffrance anonyme et pernicieuse.

Il nous faut réaffirmer le respect des droits du patient et le droit à la santé des populations. Mais proclamer le droit du patient ne suffit pas à en faire une réalité. La Déclaration universelle des droits de l'homme, la charte du malade ou même la morale religieuse sont des prescriptions éthiques. Or, *« une prescription éthique doit être jugée à ses résultats sur le comportement humain »*[124].

Cette éthique, les soignants doivent la construire en s'alliant aux gestionnaires des systèmes de santé, à des hommes de religion, des sociologues, des anthropologues, des économistes, des architectes, des philosophes, à l'ouvrier ou au paysan et surtout aux patients dans une interdisciplinarité fructueuse. Il s'agit de créer de véritables espaces de réflexion éthique investis par les citoyens et qui ne sont pas de simples prolongements des embryons de comités d'éthique existant en Afrique. Ces espaces de veille éthique aideront à une meilleure connaissance du droit et de la déontologie, à la formation continue, et seront des bases d'un véritable esprit d'équipe et d'une remise en question permanente sur les pratiques professionnelles et

---

[124] Maurice Tubiana, *Les chemins d'Esculape, Histoire de la pensée médicale*, *op. cit.*

managériales. L'objectif étant d'inventer le système de soins que nous aimerions fréquenter et, par ricochet, la société qui sera la nôtre. Et ceci ne saurait être l'affaire exclusive de quelques spécialistes, fussent-ils médecins, juristes ou penseurs de l'éthique.

La gestion sera vue comme un moyen important au service de ce projet car nous devons éventer le double piège de l'angélisme naïf et de la rentabilité à tout prix. Les moyens ne suffisent jamais et il nous faudra interpeller le pouvoir politique et la société pour que soit mise en avant une vraie solidarité. L'argent des évacuations sanitaires, les ressources tirées de la suppression d'institutions inutiles et budgétivores, le rationnement des perdiems et des séminaires parfois inutiles, voire le *sukaaro kor*[125] à la présidence de la République pourraient nous permettre d'avoir une répartition plus équitable des ressources de la nation. Ainsi sera comblée la béance entre le droit réel et le droit théorique à la santé.

Les politiques de santé sont tributaires du système de valeurs de la société. En ayant construit une société juste et égalitaire, dont le niveau de démocratie ne se juge pas seulement sur le nombre de partis politiques ou par l'érection d'un Sénat, nous pourrions, malgré notre pauvreté supposée, atteindre les objectifs de santé qui participent à la fondation d'une grande et belle République : assurer des soins de qualité au riche autant qu'au pauvre et amener les soignants (et au-delà tous les acteurs du système sanitaire) à avoir la même révérence en écoutant le patient imam ou prêtre, politicien ou sans domicile fixe, chef d'entreprise ou chômeur, victime d'addiction ou intellectuel reconnu.

En travaillant à réussir ce formidable pari, les acteurs de la santé auront sublimé leur métier qui reste avant tout un

---

[125] Denrées distribuées durant le mois de Ramadan.

merveilleux projet humain. Ils auront joué un rôle majeur dans la formulation de nouvelles valeurs éthiques pour la société tout en honorant leur mission. Une mission hautement citoyenne et politique. Une mission guidée par la conscience, le cœur illuminé par la bonté.

Bibliographie

Bâ Amadou Hampaté, *Vie et enseignement de Tierno Bokar*, Paris, Éditions du Seuil, 1980, 254 pages.

Bagros Philippe, Bertrand de Toffol, *Introduction aux sciences humaines et sociales*, Paris, Ellipses, 1996, 222 pages.

Benaroyo Lazare, « Il faut aborder les problèmes éthiques avec une sagesse pratique », *Les cahiers de science et vie*, numéro 121, 2011, pages 112-114.

Bernanos Georges, *La joie*, Paris, Editions Poche, 1969, 244 pages.

Conseil pontifical « Justice et Paix », *Compendium de la doctrine sociale de l'église*, 2e édition, Abidjan, CEDA/NEI, 2008, 530 pages.

De Saint-Exupéry Antoine, *Terre des hommes*, Paris, Gallimard, 1939, 224 pages.

De Unamuno Miguel, *Le sentiment tragique de la vie*, Paris, Gallimard, 1917, 388 pages.

Deloche Alain, *Le roman du cœur*, Paris, Éditions Michel Lafont, 2008, 435 pages.

Diagne Souleymane Bachir, *Comment philosopher en Islam ?* Dakar, Éditions Jimsaan, 2014, 149 pages.

Diop Nafissatou, Babacar Mané, Fatou Bintou Mbow, Ababacar Thiam, 2013, « Étude exploratoire des soins respectueux aux femmes fréquentant les services de santé de la reproduction dans deux centres urbains principaux du Sénégal – Résultats de l'étude dans les sites. » Dakar : Population Council.

Dugravier-Guérin Nathalie, *La relation de soin, approches éthiques et philosophiques*, Paris, Éditions Seli Arslan, 2010, 155 pages.

Dupont Margaux, « Les politiques d'accès aux soins de l'industrie pharmaceutique dans les pays du Sud : outil de communication ou véritable engagement », *in Santé*

internationale, les enjeux de santé au Sud, Paris : Presses de Sciences Po, 2011, pages 303-317.
Fall Seynabou, *Le Populaire*, numéro 4517, 16 déc. 2014.
Fall Sidibé Mintou, *Les droits du patient*, Thèse de Doctorat d'État en droit public, Faculté des sciences juridiques et politiques, Université Cheikh Anta Diop de Dakar, 2009, 381 pages.
Folscheid Dominique, in Nathalie Dugravier-Guérin, *La relation de soin, approches éthiques et philosophiques*, Paris, Éditions Seli Arslan, 2010, 155 pages.
Fournols Hélène, « Le déficit de la recherche et développement dans le domaine des maladies négligées », *in Santé internationale, les enjeux de santé au Sud*, Paris : Presses de Sciences Po, 2011, pages 503-513)
Gandhi Indira, Discours au cours de l'Assemblée mondiale de la Santé en 1982.
Gold Francis, « Éthique de la relation médecin-patient », in Philippe Bagros, Bertrand de Toffol, *Introduction aux sciences humaines en Médecine*, Paris, Ellipses, 2001, pages 148-162.
Grimaldi André, *L'hôpital malade de la rentabilité*, Saint-Armand-Montrond, Éditions Fayard, 2009, 278 pages.
Hessel Stéphane, *Indignez-vous !* Montpellier, Éditions Indigène, 2010, 29 pages.
Hirsch Emmanuel, *L'éthique au cœur des soins, un itinéraire philosophique*, Paris, Éditions Vuibert, 2006, 216 pages.
Hœrni Bernard, *Éthique et déontologie médicale*, 2e édition, Paris, Éditions Masson, 2000, 110 pages.
Human Rights Watch, *Abandonnés dans l'agonie : le cancer et la lutte pour le traitement de la douleur au Sénégal*, 2013, 97 pages.
Hurst John Willis, *Le cœur*, 1984, Paris, Éditions Masson, 1871 pages.
Jaurès Jean, « La question juive », *La Dépêche*, 2 juin 1892.

Ka Ousseynou, Fatou Fall Diop, « Prise en charge des accidents vasculaires cérébraux, expérience du centre de gérontologie-gériatrie de Ouakam », Communication aux Journées de l'hôpital Principal de Dakar, 2008.

Kane Abdoul, *La vie sur un fil*, Paris, Éditions L'Harmattan-Sénégal, 2013, 117 pages.

Kant Emmanuel, *Fondements de la métaphysique des mœurs*, IIe section, Éditions la pléiade, t.2, page 295.

Kastler Florian, « La santé mentale en Afrique : un défi oublié ou une réponse institutionnelle inadaptée ? » in Dominique Kerouedan, *Santé internationale, les enjeux de santé au Sud*, Paris, Presses de Sciences Po, 2011, pages 169-177.

Koné Karna Georges, « Étude des déterminants et de l'ampleur de la vulnérabilité socio-économique des ménages urbains face aux dépenses d'hospitalisation : cas de la clientèle de HOGGY et de HALD ». Mémoire de fin d'études DESS Économie de la santé, CESAG – IRD, 2004-2005, 103 pages.

Landolo Constantino, *Guide pratique de la communication avec le patient, techniques, art et erreurs de la communication*, Paris, Masson, 2006, 192 pages.

Le Monde diplomatique, « Inégales avancées vers les objectifs du millénaire », in *Afrique, Enfer et Eldorado, Le Monde diplomatique*, Manière de voir numéro 143, octobre-novembre 2015, pages : 48-49.

Le Populaire, numéro 4517, 16 décembre 2014.

Malherbe Jean-François, *L'éthique clinique en situation de pénurie*, Montréal, Éditions Fidès, 1997, page 55.

Margotta Roberto, *Histoire illustrée de la médecine*, Paris, Éditions Deux Coqs d'Or, 1968, 308 pages.

Masson Nicole, *Petit recueil de pensées chrétiennes*, Paris, Éditions du Chêne, 2010, 192 pages.

Mouillie Jean-Marc, « L'éthique de la discussion », pages 236-240, in Collège des enseignants de sciences humaines et sociales en médecine et santé, *Médecine, santé et sciences humaines*, Paris, Société d'édition Les belles lettres, 2012, 508 pages.

Pascal Blaise, *Pensées*, Paris, Éditions Lafuma, Œuvres complètes, Paris, Éditions du Seuil, 1963.

Ramadan Tariq, *Muhammad, vie du Prophète*, Paris, Éditions Archipoche, 2009, 383 pages.

Saramago Jose, « Le dernier tabou, la démocratie », pages 39-41, *Le monde diplomatique*, Manières de voir, numéro 137, 2014.

Sartre Jean-Paul, *L'Existentialisme est un humanisme*, Paris, Éditions Nagel, 1970, 147 pages.

Sicard Didier, *L'éthique et la bioéthique*, 3e édition, Paris, Presses universitaires de France, 2009, 128 pages.

Stasi Mario, « L'exigence morale rejoint et dicte les préoccupations éthiques », in François Hirsch et Emmanuel Hirsch, *Éthique de la recherche et des soins dans les pays en développement*, Paris, Éditions Vuibert, 2005, pages 137-143.

Tangwa Godfroy B., « Bioéthique et recherche biomédicale internationale sous l'angle de la philosophie et de la culture africaines », in François Hirsch et Emmanuel Hirsch, *Éthique de la recherche et des soins dans les pays en développement*, Paris, Éditions Vuibert, 2005, pages 55-78.

Tubiana Maurice, *Les chemins d'Esculape, Histoire de la pensée médicale*, Paris, Éditions Flammarion, 1995, 714 pages.

UNESCO : *La Déclaration universelle sur la bioéthique et les droits de l'homme. Histoire, principes et application*, Paris, 2009, 390 pages.

Wade Alassane, *L'Islam et le monde moderne*, Paris, Éditions L'Harmattan, 2010, 212 pages.

Weil Simone, *Écrits de Londres et dernières lettres*, Paris, Éditions Gallimard, 1957, 261 pages.

TABLE DES MATIÈRES

L'HARMATTAN ITALIA
Via Degli Artisti 15; 10124 Torino
harmattan.italia@gmail.com

L'HARMATTAN HONGRIE
Könyvesbolt ; Kossuth L. u. 14-16
1053 Budapest

L'HARMATTAN KINSHASA
185, avenue Nyangwe
Commune de Lingwala
Kinshasa, R.D. Congo
(00243) 998697603 ou (00243) 999229662

L'HARMATTAN CONGO
67, av. E. P. Lumumba
Bât. – Congo Pharmacie (Bib. Nat.)
BP2874 Brazzaville
harmattan.congo@yahoo.fr

L'HARMATTAN GUINÉE
Almamya Rue KA 028, en face
du restaurant Le Cèdre
OKB agency BP 3470 Conakry
(00224) 657 20 85 08 / 664 28 91 96
harmattanguinee@yahoo.fr

L'HARMATTAN MALI
Rue 73, Porte 536, Niamakoro,
Cité Unicef, Bamako
Tél. 00 (223) 20205724 / +(223) 76378082
poudiougopaul@yahoo.fr
pp.harmattan@gmail.com

L'HARMATTAN CAMEROUN
BP 11486
Face à la SNI, immeuble Don Bosco
Yaoundé
(00237) 99 76 61 66
harmattancam@yahoo.fr

L'HARMATTAN CÔTE D'IVOIRE
Résidence Karl / cité des arts
Abidjan-Cocody 03 BP 1588 Abidjan 03
(00225) 05 77 87 31
etien_nda@yahoo.fr

L'HARMATTAN BURKINA
Penou Achille Some
Ouagadougou
(+226) 70 26 88 27

L'HARMATTAN SÉNÉGAL
10 VDN en face Mermoz, après le pont de Fann
BP 45034 Dakar Fann
33 825 98 58 / 33 860 9858
senharmattan@gmail.com / senlibraire@gmail.com
www.harmattansenegal.com

L'HARMATTAN BÉNIN
ISOR-BENIN
01 BP 359 COTONOU-RP
Quartier Gbèdjromèdé,
Rue Agbélenco, Lot 1247 I
Tél : 00 229 21 32 53 79
christian_dablaka123@yahoo.fr

Achevé d'imprimer par Corlet Numérique - 14110 Condé-sur-Noireau
N° d'Imprimeur : 131181 - Dépôt légal : août 2016 - *Imprimé en France*

www.ingramcontent.com/pod-product-compliance
Lightning Source LLC
LaVergne TN
LVHW010943061026
849535LV00007B/2543